"十三五"国家重点图书出版规划项目
天津市重点出版扶持项目

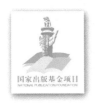

"癌症知多少"

新 媒 体 健 康 科 普 丛 书

肿瘤靶向治疗

丛书主编　樊代明　郝希山

主　　编　徐瑞华　邵志敏　王风华

U0339460

天 津 出 版 传 媒 集 团

天津科技翻译出版有限公司

图书在版编目(CIP)数据

肿瘤靶向治疗 / 徐瑞华, 邵志敏, 王风华主编. ——
天津 : 天津科技翻译出版有限公司, 2022.3
("癌症知多少"新媒体健康科普丛书 / 樊代明,
郝希山主编)
ISBN 978-7-5433-4069-5

Ⅰ.①肿… Ⅱ.①徐… ②邵… ③王… Ⅲ.①肿瘤–
治疗学 Ⅳ.①R730.5

中国版本图书馆 CIP 数据核字(2021)第 018585 号

肿瘤靶向治疗
ZHONGLIU BAXIANG ZHILIAO

出　　　版 : 天津科技翻译出版有限公司
出 版 人 : 刘子媛
地　　　址 : 天津市南开区白堤路 244 号
邮政编码 : 300192
电　　　话 : (022)87894896
传　　　真 : (022)87893237
网　　　址 : www.tsttpc.com
印　　　刷 : 天津海顺印业包装有限公司分公司
发　　　行 : 全国新华书店
版本记录 : 710mm×1000mm　16 开本　13.75 印张　190 千字
　　　　　　2022 年 3 月第 1 版　2022 年 3 月第 1 次印刷
　　　　　　定价 : 45.00 元

(如发现印装问题,可与出版社调换)

丛书编委会

丛书主编

樊代明　　郝希山

丛书副主编

詹启敏　　于金明　　张岂凡　　季加孚　　王红阳　　赫　捷

李　强　　郭小毛　　徐瑞华　　朴浩哲　　吴永忠　　王　瑛

执行主编

王　瑛

执行副主编

支修益　　赵　勇　　田艳涛　　秦　茵　　陈小兵

插　画

张梓贤

编　者　（按姓氏汉语拼音排序）

艾星浩　　巴　一　　白　冰　　包　旭　　卜　庆　　步召德

蔡清清　　曹　振　　曹伟新　　曹旭晨　　陈　璐　　陈　平

陈　伟　　陈　妍　　陈　艳　　陈　燕　　陈　宇　　陈翱翔

陈昌贤　　陈点点　　陈公琰　　陈金良　　陈警之　　陈凯琳

陈可欣　　陈茂艳　　陈倩倩　　陈田子　　陈婷婷　　陈小兵

陈晓锋　　陈晓燕　　陈永顺　　陈育红　　陈昱丞　　陈冶宇

陈子华　　陈祖锦　　程　熠　　程亚楠　　迟志宏　　丛明华

崔云龙　　崔兆磊　　戴　东　　丁　超　　董　丽　　董阿茹汗

董恒磊	杜 娟	杜 强	杜玉娟	段 峰	段振东
范 彪	范志松	方小洁	房 锋	封 磊	冯 莉
冯 敏	冯梦晗	冯梦宇	付 强	高 婕	高 劲
高 明	高 申	高 炜	高 秀	高 岩	高伟健
弓晓媛	宫本法	关海霞	关莎莎	郭 志	郭婧瑶
郭姗琦	韩 晶	何 朗	何 流	何 毅	何帮顺
何江弘	何亚琳	和 芳	贺 斌	洪 雷	侯秀坤
胡海涛	胡耐博	胡筱蓉	黄 河	黄鼎智	黄慧强
黄金超	黄梅梅	黄敏娜	黄诗雄	黄文倩	黄育北
季 科	季 鑫	季加孚	季耘含	贾 佳	贾晓燕
贾英杰	贾子豫	姜文奇	姜志超	蒋微琴	金 辉
金 希	金 鑫	荆 丽	井艳华	阚艳艳	康文哲
孔 学	孔大陆	孔凡铭	孔雨佳	雷海科	黎军和
李 方	李 洁	李 静	李 力	李 玲	李 凌
李 宁	李 圃	李 倩	李 荣	李 薇	李 艳
李 洋	李 盈	李 勇	李春波	李大鹏	李冬云
李昉璇	李国强	李海鹏	李虹义	李虎子	李慧锴
李慧莉	李家合	李嘉临	李建丽	李利娟	李萌辉
李姝颖	李维坤	李文桦	李文杰	李文涛	李小江
李小梅	李晓东	李勇强	李志领	李志铭	李治中
力 超	梁 峰	梁 菁	梁金晓	梁晓峰	廖书恒
廖正凯	林 宁	林 源	林立森	林贤东	林晓琳
林仲秋	凌小婷	刘 晨	刘 昊	刘 洁	刘 珊
刘 巍	刘 妍	刘 昭	刘兵城	刘博文	刘长富
刘东伯	刘东明	刘冬妍	刘端祺	刘合利	刘红利
刘宏根	刘慧龙	刘家成	刘嘉寅	刘俊田	刘凌翔
刘盼盼	刘荣凤	刘潇濛	刘晓园	刘筱迪	刘彦芳

刘艳霞	刘云鹤	刘云涛	刘志敏	卢仁泉	卢小玲
卢致辉	鲁苗苗	陆舜	陆苏	吕强	罗迪贤
马虎	马帅	马薇	马翻过	马福海	马蔚蔚
孟晓敏	牟睿宇	穆瀚	聂蔓	宁晓红	牛文博
潘杰	齐立强	齐文婷	秦磊	秦健勇	邱红
邱录贵	曲秀娟	瞿慧敏	饶群仙	任越	荣维淇
汝涛	单玉洁	邵欣欣	邵志敏	佘彬	申鹏
沈琦	沈倩	沈文斌	施咏梅	石晶	石燕
石汉平	司同国	思志强	宋晨歌	宋春花	宋天强
宋亦军	苏畅	孙婧	孙鹏	孙颖	孙彬栩
孙凌宇	孙现军	谭先杰	汤东	唐凤	唐丽丽
田艳涛	汪艳	王峰	王杰	王洁	王科
王莉	王龙	王飒	王潇	王欣	王鑫
王迎	王宇	王钊	王勐	王安强	王炳智
王丹鹤	王风华	王建祥	王建正	王晶晶	王景文
王军轶	王丽娟	王楠娅	王书奎	王舒朗	王晰程
王夏妮	王潇潇	王晓群	王园园	隗汶校	魏凯
魏立强	魏丽娟	魏述宁	魏松锋	闻淑娟	邬明歆
吴楠	吴琼	吴尘轩	吴航宇	吴小华	吴晓江
吴延升	吴胤瑛	伍晓汀	武强	夏奕	向阳
肖健	肖莉	肖书萍	谢玲玲	信文	邢金良
邢晓静	熊斌	熊青青	徐泉	徐彦	徐慧婷
徐瑞华	徐晓琴	许红霞	闫东	严颖	颜兵
杨波	杨丹	杨航	杨敏	杨合利	杨隽钧
杨李思瑞	杨佩颖	杨伟伟	杨子鑫	姚剑峰	叶枫
易丹	易峰涛	易树华	尹玉	尹如铁	尤俊
于歌	于海鹏	于仁文	于晓宇	虞永峰	袁航

运新伟	翟晓慧	战淑珺	张 斌	张 帆	张 红
张 寰	张 慧	张 霁	张 娇	张 晶	张 龙
张 蕊	张 倜	张 伟	张 欣	张 雪	张 瑶
张广吉	张国辉	张海波	张宏艳	张建军	张丽丽
张凌云	张梦迪	张青向	张汝鹏	张师前	张炜浩
张潇潇	张小田	张玄烨	张雪娜	张瑶瑶	张一楠
张玉敏	张跃伟	张蕴超	张梓贤	赵 静	赵 峻
赵 坤	赵 群	赵 婷	赵 玮	赵 勇	赵洪猛
赵敬柱	赵林林	赵志丽	郑 莹	郑传胜	郑华川
郑向前	支修益	只璟泰	周 晨	周 晶	周 岚
周 琦	周洪渊	朱津丽	朱晓黎	朱晓琳	朱颖杰
庄则豪	邹冬玲	邹燕梅	邹征云	左 静	

《肿瘤靶向治疗》编委会

主　编

徐瑞华　　　邵志敏　　　王风华

副主编

张小田　　曲秀娟　　黄鼎智　　陈治宇　　邱　红　　石　燕

王　峰

编　者（按姓氏汉语拼音排序）

程　熠　　陈金良　　陈晓峰　　陈永顺　　陈治宇　　付　强

黄鼎智　　蒋微琴　　李　宁　　黎军和　　李文桦　　刘东伯

刘红利　　卜　庆　　邱　红　　曲秀娟　　石　晶　　石　燕

沈　倩　　孙　婧　　邵志敏　　王　峰　　王风华　　王晰程

吴胤瑛　　肖　健　　徐慧婷　　徐瑞华　　严　颖　　翟晓慧

张　晨　　张海波　　张凌云　　张小田　　邹燕梅

丛书前言一

匠心精品，科普为民

人类认识癌症的历史源远流长。无论是古希腊时期的希波克拉底，还是中国古代的《黄帝内经》等早期医学文献，都曾系统描述过癌症。20世纪下半叶以来，世界癌症发病人数与死亡人数均呈快速上升趋势，尤其是20世纪70年代以后，癌症发病率以年均3%～5%的速度递增。癌症已成为当前危害人类健康的重大疾病。

我国自改革开放以来，经济、社会、环境及人们的生活方式都发生了变化，目前正快速步入老龄化社会，这导致我国在肿瘤患者人数快速增长的同时，癌谱也发生了较大变化。在我国，发达国家高发的肺癌、乳腺癌、结直肠癌的发病率迅速上升，发展中国家高发的胃癌、肝癌、食管癌等的发病率亦居高不下，形成发达国家与发展中国家癌谱交融的局面，这给我国的肿瘤防治工作带来了较大挑战。

为了推动肿瘤科普精品创作，为公众和广大患者提供一套权威、科学、实用、生动的科普丛书，在中国科学技术协会的大力支持下，中国抗癌协会组织数百位国内肿瘤专家，集体编写了本套丛书。

丛书的作者都是活跃在我国肿瘤科普领域的专家，通过讲座、访谈、文章等多种形式为广大群众特别是肿瘤患者及其家属答疑解惑，消除癌症认知误区，推进癌症的早诊早治。他们的经验积累和全心投入是本套丛书得以出版的基础。

本套丛书满足了两方面的需求：

一是大众的需求。中国抗癌协会通过各地肿瘤医院、肿瘤康复网站、康复会、患友会等组织问卷调研，汇总常见问题，以保证专家回答的问题是读者最关心和最渴望知道答案的问题。

二是医生的需求。在日常工作中，临床医生要用很大一部分时间来回答患者一些重复率非常高的问题。如果能把这些问题汇总，统一进行细致深入的解答，以图书的形式提供给患者及其家属，不仅能为临床医生节省很多时间，同时也能大大提高诊疗的效率。

丛书的出版不是终点，而是一个起点。本套丛书将配合中国抗癌协会每年的世界癌症日、全国肿瘤防治宣传周等品牌活动，以及肺癌、乳腺癌关注月等各类单病种的宣传活动，通过讲座与公益发放相结合的形式，传播防癌抗癌新知识，帮助患者树立战胜癌症的信心，普及科学合理的规范化治疗方法，全面落实癌症三级预防的总体战略。

本套丛书是集体智慧的结晶。衷心感谢中国科学技术协会对丛书的鼎力支持，感谢百忙之中为丛书的编写投入巨大精力的各位专家，感谢为丛书出版做了大量细致工作的出版社编辑，也感谢所有参与丛书筹备组稿工作的中国抗癌协会秘书处的工作人员。

希望本套丛书的出版能为国家癌症防治事业做一份贡献，为大众健康谋一份福祉。

郝希山

中国工程院院士

丛书前言二

肿瘤防治,科普先行

一、肿瘤防治,科普先行

1.健康科普,国家之需求

2016 年,习近平总书记在"科技三会"上指出,"科技创新、科学普及是实现创新发展的两翼,要把科学普及放在与科技创新同等重要的位置。"这是中央领导从国家发展战略高度对新的历史时期科普工作和科普产业发展的新部署和新要求。2017 年,"健康中国"作为国家基本发展战略被写进十九大报告,报告明确提出"健康中国行动"的主要任务就是实施健康知识普及行动。

2.肿瘤科普,卫生事业之需求

恶性肿瘤的病因预防为一级预防;通过筛查而早期诊断,以提高肿瘤疗效为二级预防。世界卫生组织(WHO)认为,40%以上的癌症可以预防。恶性肿瘤的发生是机体与环境因素长期相互作用的结果,因此,肿瘤预防应贯穿于日常生活中并长期坚持。肿瘤预防在于降低发病率和死亡率,从而减少国家医疗资源的消耗,减轻恶性肿瘤对国民健康的危害和社会、家庭的经济负担。

3.肿瘤科普,公众之需求

大数据表明,在中国,健康与医疗科普相关词条占总搜索量的57%。2017 年国人关注度最高的 10 种疾病中,"肿瘤"的搜索量超过 36 亿次,跃居十大疾病之首,之后连续数年蝉联关注榜首位。这一方面说明公众对肿瘤科普有巨大需求,同时也反映了公众对癌症的恐慌情绪。一次次名人患癌事件、一段段网络泛滥的癌症谣言,时时处处诱发公众"谈癌色变"的心理。因此,消除癌症误区、建立正确的防癌观念是当前公民健康领域最重要的科普任务,肿瘤医学工作者责无旁贷。

4.肿瘤科普,患者之需求

恶性肿瘤严重威胁人类健康和社会发展。随着肿瘤发病率持续上升、患者生存期延长、个体对自身疾病的关注增加、患者参与诊疗决策的意愿不断增强,肿瘤科普已经成为刚性需求,涉及预防、诊疗、康复、护理、心理、营养等诸多领域。

5.肿瘤科普,大健康产业之需求

随着科普产业的进步和成熟,一批像果壳网、知乎、今日头条等科普资讯平台迅速发展壮大,成为国家发展科普产业的骨干力量。今天的科普产业正在走出科普场馆建设与运营、科普图书出版与发行、科普影视制作与传播、科普展教器具制作与展示等传统形式,迈向经济建设与社会发展更为广阔的前沿领域。科普的产业形态呈多元化发展,科普出版、科普影视、科普动漫与游戏、科普网站、科普旅游、科普会展、科普教育、科普创意设计服务等实体平台百花齐放。随着人口老龄化的加剧,肿瘤科普产业的规模正在不断扩大,这必将催生高水平多元化的科普产品。肿瘤防治,科普先行,利国利民。

二、科普先行,路在脚下

中国抗癌协会作为我国肿瘤学领域最重要的国家一级协会,在成立之日起,就把"科普宣传"和"学术交流"放在同等重要的位置,30多年来,在肿瘤科普工作中耕耘不辍,秉持公心,通过调动行业资源和专家资源,面向公众和患者广泛开展了内容丰富、形式多样的抗癌科普宣传。通过长期实践,协会独创出"八位一体"的科普组织体系(团队 - 活动 - 基地 - 指南 - 作品 - 培训 - 奖项 - 媒体),为我国肿瘤防治科普事业的模式创新和路径探索做出了重要贡献。

中国抗癌协会自1995年创建"全国肿瘤防治宣传周"活动,经过近30年的洗练,已成为肿瘤领域历史最悠久、规模和影响力最大、社会效益最好的品牌科普活动。养成良好的生活方式、早诊早治、保证有效治疗、提高患者生存质量等防癌抗癌理念逐步深入人心。从 2018 年开始，中国抗癌协会倡议将每年的 4 月 15 日设为"中国抗癌日"，并组织全国性的肿瘤科普宣传活动。

科普精品是科普宣传的最重要武器。中国抗癌协会的几代学者，传承接力，倾心致力于权威科普作品的创作，为公众和患者奉献了数量众多的科普精品。2012 年至今 10 年时间里，中国抗癌协会本着工匠精神，组织数百名专家编写了本套丛书（共 20 个分册），采用问答的形式，集中回答了公众及患者在癌症预防、诊疗中的常见疑问。目前本套丛书已入选"国家出版基金项目""'十三五'国家重点图书出版规划项目""天津市重点出版扶持项目"等多个项目，取得了良好的社会效益。

随着近年来临床新进展不断涌现，新技术、新方法、新药物不断应用于临床，协会牵头组织广大专家，将防癌抗癌领域的最新知识奉献给广大读者朋友，帮助公众消除癌症误区，科学理性地防癌抗癌，提升公众的科学素养，为肿瘤防治事业贡献力量。

书之为用，传道解惑。科普创作有四重境界，即权威、科学、实用、生动。我们只为一个目标：让癌症可防可控。

肿瘤防治，科普先行；科普先行，路在脚下。

中国抗癌协会理事长
中国工程院院士

前　言

　　靶向治疗,是指在细胞分子水平上,针对已经明确的致癌位点进行治疗的方式(该位点可以是肿瘤细胞内部的一个蛋白分子,也可以是一个基因片段)。可选用相应的治疗药物,药物进入体内后会特异地选择致癌位点,与之相结合并发生作用,使肿瘤细胞特异性死亡,而不会波及肿瘤周围的正常组织细胞,相应地减少不良反应,同时也可在一定程度上提高肿瘤治疗的效果。

　　随着人们对肿瘤研究的不断深入,对肿瘤相应致癌位点的认识也不断加深,肿瘤的治疗逐渐进入精准靶向治疗时代。基于肿瘤特定致癌位点给予相应的靶向治疗已成为当前晚期肿瘤治疗的首选方案。但是,随着肿瘤靶向治疗技术的迅速发展,由于信息的不对等性,许多患者及其家属对靶向治疗依然有一定的疑惑,而且这些疑惑在很多时候并不能被很好地解答,导致了患者的焦虑与不安,并且对他们选择和安排治疗方案造成了一定的影响。

　　"什么是靶向治疗?我可以使用靶向治疗吗?我为什么要使用这种靶向药物?这种药物对我来说疗效好吗?……"这些都是我们在临床工作中最常被患者及其家属咨询的问题,如何系统、规范、分门别类又通俗地回答好这些问题,成了摆在每位临床工作者面前的一道难题。如果这些问题不能被很好地解答,便会使患者增加心理上的压力,削弱治疗的信心。

本书以门诊和住院患者咨询医生频率较高的问题为切入点,从对靶向治疗的基本认识、相关靶向位点的诊断、靶向药物的种类、靶向药物的副作用和不同癌症靶向治疗的基本认识几个方面着手,力求简洁而通俗地回答患者及其家属在肿瘤靶向治疗过程中所产生的各种疑问,尽我们临床工作者的最大努力去减轻患者及其家属在治疗过程中产生的焦虑和疑惑。

　　本书面世之际,衷心感谢所有参与编写本书的编者及工作人员的辛勤付出。

2022 年 1 月

目　录

第一章　肿瘤靶向治疗基础知识

第二章　肿瘤诊断

第三章 分子靶向药物

第四章　免疫靶向药物

第五章　靶向治疗的不良反应

第六章　常见肿瘤靶向治疗

第一章

肿瘤靶向治疗基础知识

什么是靶向治疗？

"靶"是指射击用的目标,靶向治疗是指在细胞分子水平上,针对已经明确的致癌位点(该位点可以是肿瘤细胞内部的一个蛋白分子,也可以是一个基因片段)进行治疗的方式。靶向治疗可选用相应的治疗药物,药物进入体内会特异性地选择致癌位点,与之相结合并发生

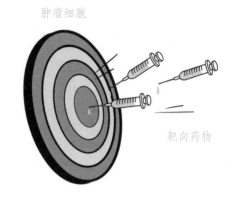

肿瘤细胞

靶向药物

作用,使肿瘤细胞特异性死亡,而不会波及肿瘤周围的正常组织细胞,所以分子靶向治疗又称为"生物导弹"。

任何肿瘤都可以进行靶向治疗吗？

靶向治疗并不是对所有肿瘤都有效,肿瘤患者是否能够接受靶向治疗要考虑两个方面:首先,在肿瘤细胞中是否检测到有意义的基因突变;其次,这种药物在多人临床试验中是否被证实安全有效。

靶向药物有哪些种类？

随着生物医学工程技术与临床肿瘤学诊疗技术的结合越来越紧密,针对肿瘤在器官组织、分子水平的不同靶点,要使用不同的靶向技术进行靶点治疗。靶向肿瘤技术的不断更新和抗肿瘤药物的研发上市,使得当前靶向肿瘤的治疗手段日益多样化。肿瘤靶向治疗技术按治疗原理可分为化学性靶向药物治疗、生物性靶向药物治疗、物理性靶向治疗三大类。

▪▶ 什么是化学性靶向药物治疗？

化学性靶向药物治疗是指在细胞分子水平上,针对促进肿瘤生长、存活的特异性细胞受体、信号传导等通路,以及新生血管形成和细胞周期调节的关键位点,研发相应的治疗药物。药物进入体内,特异性地选择致癌位点,与之相结合并发生作用,诱发肿瘤细胞特异性死亡,也可引起机体抗肿瘤免疫反应,起到进一步杀伤肿瘤细胞的作用。与传统细胞毒性化学治疗不同,化学性靶向药物治疗具有特异性抗肿瘤作用,且毒性明显下降,已通过大量临床研究取得丰富的医学证据,在临床实践中取得了显著疗效,成为公认的许多肿瘤的标准治疗方案和规范。

▪▶ 什么是生物性靶向药物治疗？

生物性靶向药物治疗是指通过激活特异性、重要的免疫细胞,直接靶向性攻击癌症细胞,具有较好的疗效和较高的安全性。生物性靶向药物治疗的研究方兴未艾,近年来,靶向免疫检查点如 CTLA-4、PD-1/PD-L1、LAG-3、TIM-3、VISTA、TIGIT、BTLA 等成为抗肿瘤治疗的研发热点。免疫检查点是一类免疫系统中的抑制性分子,在生理情况下,它们对于避免免疫反应损伤正常组织器官起到重要作用。在肿瘤中,免疫检查点可介导肿瘤的免疫逃逸。靶向作用于免疫检查点 CTLA-4 和 PD-1 的单克隆抗体已经在许多肿瘤治疗中取得疗效,并获得了一定的适应证。

▪▶ 靶向治疗如何起到抗肿瘤作用？

靶向治疗的抗肿瘤作用建立在肿瘤细胞和正常细胞分子生物学差别的基础上。目前的研究发现,肿瘤细胞存在细胞周期紊乱、信号传导异常和肿瘤微环境改变这三大特征。细胞周期是每个正常个体体内都存在的指挥细胞的生长、增殖或死亡的司令官。肿瘤细胞是不受司令控制的"恐怖分子",它不仅分化异常,而且可以无限地生长增殖,逐步侵袭正常细胞，争夺营养物质，破坏机体的生理功能，最终使个体走向死亡。治疗乳腺癌的哌柏西利就是以细胞周期调控为靶点的抗增殖靶向药物。信号传导异常好比通讯员出现了问题，不能准确传达上级的命令，导致细胞的形态和生物学行为异常。常见的药物有针对生长因子受体的单克隆抗体西妥昔单抗。肿瘤微环境就像土壤，它能给肿

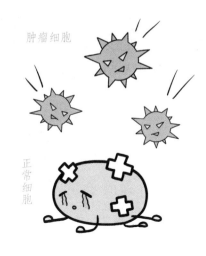

肿瘤细胞提供适宜的环境，能促使正常细胞癌变，还可以在抗肿瘤治疗时给肿瘤细胞提供"避难所"，对肿瘤的生长和转移有着重要作用。目前，治疗有效的抗血管生成药物是贝伐珠单抗，其通过阻断新血管的形成，杀死或破坏肿瘤血管，从而抑制肿瘤的生长和转移。

▶ 肿瘤靶向治疗面对的挑战是什么？

肿瘤靶向治疗已经成为抗肿瘤治疗的新策略，但在很多情况下仍然无法治愈肿瘤。目前主要存在的问题包括：如何应对同一类型肿瘤不同患者之间、同一患者原发灶不同转移灶之间或同一病灶不同治疗时间等存在的异质性；如何为患者快速、准确、全面地选择适合的治疗靶点；如何筛选最有可能从某一靶向药物治疗中获益的目标人群；如何监测耐药的发生和指导继发耐药后的靶向治疗策略；如何合理地联合靶向治疗等。

▶ 什么是肿瘤的异质性？

我们在观看盛大的阅兵式时，常常惊讶于队伍的整齐划一，与此类似，在显微镜下也常常可以观察到肿瘤细胞的形态和大小比较一致，后

来，通过分子生物学发现，肿瘤组织如同一个立体的社会，里面的肿瘤细胞虽然外形相似，但内在的分子特性相去甚远，比如，不同的肿瘤组织之间、发生肿瘤的部位和肿瘤转移的部位、肿瘤细胞的特点都有着很大的差异，这种现象称为肿瘤的异质性。肿瘤异质性的存在是肿瘤发生和发展的必然结果，这大大增加了肿瘤治疗的难度，因为很难研发出一种对所有肿瘤细胞都有效的治疗药物。

▒▶ 什么是肿瘤的多步骤发生？什么是肿瘤细胞的克隆进化？它们和分子靶向治疗有什么关系？

肿瘤细胞来源于正常的体细胞，其形成过程是多步骤的发生过程。"冰冻三尺，非一日之寒"。正常细胞要经过多级的反应和多种基因突变的累积，才会发展至肿瘤，这个过程常持续数年至数十年。比如结肠癌，就是从结肠腺瘤、原位癌、早期癌、浸润癌等一步步发展而成的。

在肿瘤细胞的生长过程中，机体会有很多因子限制其生长，而且我们的治疗手段如放射治疗、化学治疗和分子靶向治疗对肿瘤细胞也有很大的杀伤力。肿瘤细胞生长也遵循"适者生存"的生物进化规律，只有那些能够适应环境的肿瘤细胞能够继续存活，如分子靶向治疗、化学治疗，能够杀死对它们敏感的肿瘤细胞，而剩下的少量肿瘤细胞经过一段时间的增殖，使肿瘤再次增大，此时的肿瘤细胞克隆和最初的肿瘤细胞有很大的不同，这种类似于"大浪淘沙"的过程使最顽强的肿瘤细胞存活下来，并获得新的"本领"，给临床治疗造成很大影响。

随着医学技术的发展，人们认识到肿瘤细胞并非一成不变，而是动态变化的，这也改变了我们的治疗手段。通过精确的分子检测可监测不同阶段的肿瘤细胞克隆特点，从而给予精准治疗。

▒▶ 什么是基因突变？基因突变和肿瘤有什么关系？

基因突变是指基因的 DNA 序列发生了与绝大多数人群基因组不同的改变，可能是碱基的序列改变，也可能是碱基的顺序改变。科学研究认为,肿瘤本质上是一种基因病,基因突变会使相应的蛋白质的结构和功能发生改变。绝大多数肿瘤细胞中都发生过多位点、多个基因的突变,这些突变在环境因素、遗传因素等的协同作用下,一旦超过机体的处理能力,就会形成肿瘤。此外,在肿瘤的进展及治疗的过程中,肿瘤细胞也会不断地发生新的突变,因此,基因突变可以说是我们探究肿瘤"奥秘之门"的钥匙,也是人类攻克肿瘤的关键。

▶ 什么是癌基因和抑癌基因?是不是体内有癌基因就一定会得肿瘤?

癌基因并不是肿瘤细胞中特有的基因,实际上,它们是人体细胞固有的正常基因,在正常情况下,它们不但不会引发肿瘤,而且会调控我们正常细胞的各种生理功能,如细胞分裂、细胞增殖、细胞凋亡、伤口愈合等,因此,癌基因是维持我们生命活动所必需的基因。在正常情况下,癌基因处于静止或低表达的状态,但在各种内、外致癌因素作用后,癌基因可发生改变,如基因扩增或突变。基因扩增如同一支部队,一下子招募到很多战士,而突变犹如一个普通人获得了"武功秘籍",能力获得极大的提高,此时,在很多其他因素的继续作用下,正常细胞可能转变为肿瘤细胞。

人体总是处于动态的平衡之中,癌基因犹如汽车的"油门",推动细胞分裂、增殖,但同时,细胞内也有相应的"刹车"。抑癌基因正如人体细胞的"刹车"系统,因此,抑癌基因的产物常常抑制细胞的生长和分裂,从而控制癌基因"油门"的大小。癌基因和抑癌基因合作,一起维持我们体内细胞正常的生理活动。抑癌基因这个"刹车系统"一旦失灵,便可能诱发细胞无限制地增殖和生长,导致肿瘤细胞形成。

▶ 针对癌基因和抑癌基因有哪些靶向治疗手段?

在肿瘤细胞内常常有癌基因信号过强、抑癌基因信号过弱等情况,因此,我们在肿瘤的靶向治疗中常常采取"锄强扶弱"的策略。针对基因突变而获得更强大功能的癌基因的"锄强",我们一般采取两种分子靶向策略:第一种策略为设计大分子的抗体,它能和癌基因的蛋白质产物特异性结合,从而阻碍其和正常的配体结合,使得其兵力虽多却战斗力不强,我们用曲妥珠单抗治疗乳腺癌就是采用这种方法;第二种策略为采用小分子的酪氨酸激酶抑制剂,如同在分子信号通路的下游筑上一道篱笆,此时,虽然癌基因的信号通路可往下传,但碰到这道"篱笆墙"后,便被阻滞于此地。

针对抑癌基因的靶向治疗主要采取"扶弱"的策略,肿瘤细胞常常有抑癌基因的失活,此时,我们可以开发新的药物恢复抑癌基因的功能,恢复细胞的"刹车"机制,从而起到抑制肿瘤细胞无限制增殖、治疗肿瘤的作用,但可惜的是,这类分子靶向药物尚在研究中。

�▶ 什么是驱动基因和乘客基因?两者和分子靶向治疗有什么关系?

驱动基因的英文名称为"driver",即司机,顾名思义,驱动基因如同掌握汽车方向和速度的司机,指那些对肿瘤的发生和发展起关键"驱动"作用的基因。驱动基因突变后,就可以"驱动"癌细胞,是肿瘤发生的"元凶"。识别出驱动基因,医生就能够对肿瘤进行精确的打击,取得较好的治疗效果。

乘客基因这个概念来源于英文"passenger",其在肿瘤发生和发展中的某个阶段并不起关键作用和驱动作用,犹如汽车中的乘客,并不能掌握汽车前行的方向。

驱动基因和乘客基因并不是绝对一成不变的,在肿瘤进展、演化的过程中可以相互转化。

▶ 什么是细胞周期?细胞周期和肿瘤的发生有什么关系?和靶向治疗有关系吗?

在正常情况下,人体内的细胞一直在进行新陈代谢,新生细胞代替衰老和死亡的细胞,这个过程需要通过细胞分裂来完成,而一个细胞从一次分裂完成开始到下一次分裂结束所经历的全过程,即"一分为二"的全过程,称为细胞周期。在人体内,细胞周期的每个步骤都受严格而精准的调控,并且和我们的日常工作相似,在多个节点都有监测、检查机制。但在肿瘤发生时,这些监测、检查机制常常由于基因突变而处于"消极怠工"状态,或被策反而积极地为肿瘤细胞工作,从而维持肿瘤细胞的无限制增殖状态。

细胞周期紊乱,一方面可促进肿瘤细胞的发生和发展,另一方面也成为科学家研究的热点,如最近科学家发现,作用于细胞周期的药物CDK4/6 抑制剂能够有效地治疗晚期乳腺癌患者。

▥▶ 什么是细胞凋亡? 它和靶向治疗有什么关系?

细胞凋亡是细胞的一种生理性、主动性的"自杀"行为,有助于人体清除多余、衰老和受损失的细胞,从而保证机体的平衡。细胞凋亡与肿瘤的发生和发展密切相关,很多凋亡的因子都可以诱发肿瘤,或者促进肿瘤的发展。目前很多诱导肿瘤细胞凋亡的分子靶向治疗药物已得到开发,并在临床上取得了成功。

▥▶ 什么是血管生成? 肿瘤生长为什么需要血管? 抗血管生成就是"饿死肿瘤疗法"吗?

俗话说:"兵马未动,粮草先行。"肿瘤细胞无限制地增殖及生长,必然需要大量的营养物质供给。研究认为,当肿瘤直径 < 2mm 时,肿瘤细胞主要通过弥散的方式获得营养物质;但当直径 >2mm 时,肿瘤细胞的"粮草"就必须从肿瘤血管中摄取了。此时,肿瘤细胞会分泌一些促进血管生成的细胞因子,使血管增生,增加营养物质的供给,并带走对肿瘤细胞不利的代谢产物。

因为血管生成可以说是肿瘤进一步发展的"命根子",临床上开发了抗血管生成疗法。它并不直接打击肿瘤细胞,而是打击肿瘤的微环境,断其"粮草",有人形象地称之为"饿死肿瘤疗法"。实际上,这个比喻并不十分恰当,抗血管生成药物除了能够抑制肿瘤的血管生成之外,更重要的是"要想富,先修路",使肿瘤组织内的异常血管正常化,使血管通路畅通,从而改善肿瘤组织的微环境。

▶ 什么是肿瘤微环境? 肿瘤微环境和分子靶向治疗有什么关系?

在肿瘤组织中,除肿瘤细胞外,还存在一些非肿瘤细胞,如成纤维细胞、巨噬细胞和细胞因子,此外,还有细胞外基质等,这些共同构成了肿瘤细胞"定居"的微环境。打个简单的比方,如果把肿瘤细胞比作居住在一栋大楼里的住户,那么整栋房子中的家具、小区的环境等就构成了微环境。肿瘤细胞犹如"恶徒",不断地胁迫微环境,改造正常细胞为自己服务,获得维持生长和增殖所需的物质。微环境本来是遏制肿瘤细胞生长的地方,但经过肿瘤细胞的逐步蚕食,渐渐被改造成肿瘤细胞生活的"乐园"。

因为人们日益认识到肿瘤微环境在肿瘤进展、侵袭、转移和耐药中的重要作用,所以肿瘤微环境已成为肿瘤治疗的重要分子靶点。研究发现,VEGF 在肿瘤血管形成和微环境中起着重要作用,其不但有很强的促进血管增生的作用,还像包工头招募工人一样,招募其他的正常细胞,促进血管生成。因此,人们开发出针对 VEGF 的分子靶向治疗药物贝伐珠单抗,其能有效地治疗多种肿瘤。

▶ 靶向治疗是不是化学治疗? 靶向治疗有哪些优势?

肿瘤患者经常接受化学治疗和分子靶向治疗,虽然两者均属全身性治疗,但两者存在明显的区别。化学治疗采用细胞毒性药物进行抗肿瘤治疗,犹如抗癌武器库中的"机关枪",敌我不分,选择性不强,往往存在"杀敌一千,自损八百"的情形,在轰炸肿瘤细胞时也殃及正常细胞,产生较大的不良反应。而靶向治疗犹如一颗精确制导的"导弹",根据肿瘤细胞的特征选择性地杀伤肿瘤细胞,靶向目标明确,比传统化学治疗更能体现精准治疗的优势。在许多肿瘤治疗方面,充足的治疗证据显示,其疗效明显优于化学治疗,不良反应更小。此外,多数分子靶向药物为口服制剂,无须住院,这也减轻了患者的心理负担。

▌▶ 靶向治疗能够取代化学治疗吗?

靶向治疗在某些肿瘤的治疗中独当一面,如格列卫治疗间质瘤、索拉非尼治疗肝癌等,显示了独特的抗肿瘤治疗效果。但目前在许多常见实体肿瘤如胃肠道肿瘤的治疗中,化学治疗仍然起着基石的作用,靶向药物则起着锦上添花的作用。化学

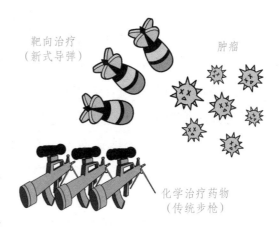

治疗药物犹如步枪、炮弹等传统武器,靶向治疗犹如新式的导弹,两者各有特点,它们相互配合才能发挥最大的疗效。

▌▶ 靶向治疗有没有不良反应?不良反应是不是一定比化学治疗小?

分子靶向治疗由于具有一定的靶向性和选择性,对正常细胞的伤害较小,因此,一般来说,其不良反应一般较化学治疗小,患者的耐受性更强。化学治疗的主要不良反应为恶心、呕吐等消化道反应,以及白细胞减少、贫血、血小板减少等,而靶向治疗的主要不良反应为皮疹、高血压、手足综合征等。虽然在大多数情况下分子靶向药物较化学治疗反应更小,但也有个别患者会出现严重的不良反应,如严重的呼吸困难、高血压、心脏毒性等,患者也应该严格遵守医嘱,定期观察不良反应的发生。

▐▶ 初始靶向治疗为什么要做基因检测？

靶向治疗之所以称为靶向，就是因为这类分子靶向药物在研发时就针对肿瘤细胞某些突变的基因，对这些突变的基因进行"识别性的破坏"，理论上只有带这些突变基因的肿瘤细胞才能被杀死。一种靶向药物一般只针对一种常见的突变基因，但并非所有肿瘤患者都会发生这个基因的突变，不同肿瘤、不同患者突变的基因不同。例如，靶向药物可以伤害张三身上的肿瘤细胞，避免误伤其体内正常的组织细胞，而李四用了却没有效果。这也是肿瘤靶向药物种类繁多的原因。所以，在选择靶向药物治疗前首先进行针对相应基因状态的检测尤为重要。在相应基因检测后，有的放矢地选择相应的分子靶向药物，才能使患者得到准确、及时的个体化救治，而对于没有进行靶向药物设计来检测基因突变的患者，则须避免陪绑治疗或过度治疗。目前理性的做法是，对肿瘤活检或手术切除的肿瘤组织和病理标本进行相关基因检测，根据基因检测的结果选择化学治疗药物或分子靶向治疗药物，从而实现个体化的有效治疗。患者若不清楚自己是不是适合某种靶向药物，只是听别人说某一种靶向药物好，就盲目用这种药物进行治疗，运气好的话可能有效地控制病情，但也可能无效或者效果差，结果是病情照样进展，这种做法显然不是理性的。

▐▶ 为什么分子靶向治疗一段时间后还需要进行第二次基因检测？

有些患者在经过一段时间的分子靶向治疗耐药后，医生建议做活检进行基因检测。患者对此表示疑惑：刚开始就做了基因检测，为什么还要做？有些患者甚至怀疑其中有猫腻。其实，再次活检是非常必要的，肿瘤组织内部就像各个家族成员的聚居地，我们通过第一次靶向治疗打击了其中势力最大的肿瘤细胞家族，但随后其他小的、没有受到打击的肿瘤细胞家族便不断发展壮大，此时，再次做活检有助于明确它们的分子特征,有可能再次使用分子靶向治疗药物进行精准打击。如肺腺癌在第一代 TKI 治疗失败后,约 50% 的患者出现 T790M 突变,这种突变对第一代 TKI 耐药,但是对新近开发的第三代 TKI 药物泰瑞沙敏感。

▶ 一定要有明确的靶点,分子靶向治疗药物才有效吗?

顾名思义,分子靶向药物大多数通过特异性作用于肿瘤细胞上的靶点起到杀伤肿瘤细胞的作用,因此,对一些肿瘤治疗有效人群特别偏爱,比如小分子 TKI 特罗凯主要对 EGFR 突变的肺癌有效,而如果肺癌细胞中无 EGFR 突变,则 TKI 治疗无效;美罗华主要对 CD20 阳性的淋巴瘤有效。因此,大多数分子靶向药物都选择性地用于具有明确靶点的患者。但是,凡事总有例外,有一部分分子靶向治疗药物并不能找到匹配的有效人群,如抗血管生成的贝伐珠单抗,对肺癌及大肠癌患者并无特别的偏爱。

▶ 有合适的靶点时采用靶向治疗是不是一定有效?

和化学治疗一样,靶向药物不可避免地依然面临耐药现象。以吉非替尼为代表的小分子酪氨酸激酶抑制剂(TKI)是治疗 EGFR 突变的非小细胞肺癌非常有效的药物,但不是所有 EGFR 突变都对非小细胞肺癌患者有效,比如初始治疗就无效即原发性耐药,患者本身除了拥有 EGFR 敏感突变(常见突变 19 和 L858R)以外,还存在其他 EGFR 突变或者通路异常,而恰恰是这些与 EGFR 敏感突变同时存在的突变或通路信号异常导致了肿瘤对 TKI 的敏感性下降;也存在 TKI 在治疗过程中开始有效然后失效的情况,即继发性耐药,因为肿瘤细胞非常狡猾,会随着周围环境不断地发生改变,并最终适应环境。如晚期伴有 EGFR 突变的肺腺癌患者,此时大多数肿瘤细胞均是突变的细胞,经过平均约 11 个月的 TKI 治疗后,突变的细胞数量大大减少,而对 TKI 不敏感的细胞逐渐发展壮大,最终导致治疗失败,产生耐药。

▎▶ 多靶点分子靶向药物一定比单靶点分子靶向药物更有效吗？

对分子生物学的研究发现,肿瘤细胞中的信号转导相互交错、相互影响。近几年来,通过对单靶点的酪氨酸激酶抑制剂的应用的研究发现,理想地阻断肿瘤细胞发生、发展和对特定的肿瘤治疗已经很难实现,多靶点酪氨酸激酶抑制剂成了抗肿瘤药物的研究热点。但目前的临床研究结果显示,多靶点分子靶向药物不一定比单靶点分子靶向药物更有效,毒性反应存在差异,且临床应用选择取决于各自临床研究结果获批的适应证,不能互相替代。

▎▶ 靶向治疗出现耐药后还能再用吗？

分子靶向药物治疗一段时间后,常常出现耐药,但耐药后还能不能继续使用,要具体情况具体分析。在治疗有效一段时间后,肿瘤细胞出现广泛、快速的进展,这时一般可判断患者不可能继续获益,医生往往会停止该靶向治疗,换用新的治疗方法;而有时肿瘤控制得很好,仅一个或数个病灶在长大,医生会判断这个靶点还在起重要作用,因此,会继续使用该靶向治疗,同时增加一些局部精确打击的手段,如局部放射治疗、微波或射频治疗、联合化学治疗,这些"海陆空"联合手段能够继续控制一些患者的病情。

▎▶ 如何判断靶向治疗的效果？

肿瘤患者接受靶向治疗 1～2 个月后,医生常常要对药物的疗效进行判断。俗话说:"没有规矩,不成方圆。"为了尽量减少不同医生之间对疗效判断的误差,并且考虑不同地区间医生的沟通,国际上制定了对肿瘤疗效的判断标准,并且要求尽量采用比较客观的 CT、MRI 图像等进行评估。目前最常用的是 RECIST 标准和 WHO 制定的标准,这些标准均是通过测量、比较肿瘤的大小变化而确定的,但是在肿瘤分子靶向治疗中,我们不但要看"面子",还要看"里子",有些患者在分子靶向治疗后肿瘤大小无变化,有的反而稍微增大,但是里面的很多肿瘤细胞已经坏死,这时候也应判断为肿瘤治疗有效。

▌▶ 免疫系统包括哪些主要成分?

人体的免疫系统是一个非常复杂、精细的系统,这个系统由免疫器官、免疫细胞和免疫活性物质组成。免疫器官是我们肉眼能看得见的,包括骨髓、脾脏、淋巴结、扁桃体、小肠集合淋巴结、胸腺等。免疫细胞存在于免疫器官和血液中,需要通过显微镜才能观察到,包括淋巴细胞、中性粒细胞、嗜碱性粒细胞、嗜酸性粒细胞、肥大细胞等,其中很多免疫细胞可以在血常规的检查中看到。免疫活性物质是由免疫细胞或其他细胞产生的发挥免疫作用的物质,包括抗体、溶菌酶、补体、免疫球蛋白、干扰素、白细胞介素、肿瘤坏死因子等。

▌▶ 免疫系统有哪些主要功能?

免疫系统主要有以下几项功能,总结起来就是"外御强敌,内清乱贼,加固防线"。从这些方面看,免疫系统与我们社会上的公检法系统有相似之处。第一,免疫系统是防卫病原体入侵最有效的武器,它能发现并清除异物和外来病原微生物。这种防止外界病原体入侵和清除已入侵病原体及其他有害物质的功能称为免疫防御。当人体被细菌、病毒和其他污染物质感染的时候,免疫系统就会发生作用,进行有效的防御。第二,人体系统每天都在进行新陈代谢,会有一些细胞衰老、死亡,甚至突变,免疫系统可以识别和清除体内发生突变的肿瘤细胞、衰老细胞、死亡细胞或其他有害成分。这种随时发现和清除体内出现的"非己"成分的功能称为免疫监视。免疫细胞会清除新陈代谢后的废物及免疫细胞与病毒"打仗"时遗留下来的病毒尸体。第三,通过自身免疫耐受和免疫调节使免疫系统内环境保持稳定。修补免疫细胞能修补受损的器官和组织,使其恢复原来的功能。

▐▶ 肿瘤的发生和免疫有什么关系？

当人体内的细胞发生突变(变成坏细胞)的时候，免疫系统可以识别、杀伤并及时清除体内的突变细胞，这就是免疫监视作用。由于免疫监视的存在，在大多数情况下，机体的免疫系统可以及时清除坏细胞，防微杜渐，不让这些坏细胞长成恶性肿瘤。但可能会有少数突变细胞躲过清除，假以时日，这些细胞进一步发展，将实现成功"逃逸"，导致免疫系统丧失对肿瘤细胞生长的控制，发展成有症状的肿瘤。

▐▶ T 细胞是如何发挥抗肿瘤作用的？

T 细胞是人体内抗击肿瘤最重要的免疫细胞。T 细胞识别肿瘤，需要另一类抗原提呈细胞的帮助。抗原提呈细胞负责识别和加工肿瘤细胞的特征性的结构和分子，并提呈给未成熟的 T 细胞，从而使 T 细胞可以识别肿瘤相关性抗原，这种抗原可以活化 T 细胞，活化的 T 细胞将会到达肿瘤部位，杀伤肿瘤。打个比方，T 细胞像是刑警，而抗原提呈细胞则像是法警，社会上有个别人犯罪(成为肿瘤)，需要法警(抗原提呈细胞)去收集证据证明其罪行，并移交给刑警(T 细胞)，由刑警去抓捕坏人(肿瘤)。

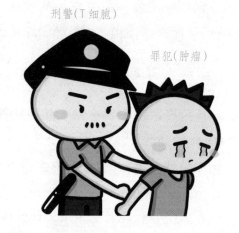

刑警(T 细胞)

罪犯(肿瘤)

▐▶ 什么是肿瘤免疫治疗？

针对肿瘤发生和发展过程中存在的免疫逃逸现象，通过重新启动并恢复机体正常的抗肿瘤免疫反应，从而控制与清除肿瘤的一种治疗方法，叫作肿瘤免疫治疗。简单地说，肿瘤免疫治疗就是让我们的免疫系统能够有效地识别肿瘤细胞，并激活免疫细胞去清除肿瘤细胞的治疗方法。

▶ 肿瘤免疫治疗有哪些类型？

肿瘤免疫治疗有很多种类型，包括细胞因子增强免疫功能、癌症疫苗、免疫检查点治疗、细胞免疫治疗、单克隆抗体治疗等。目前研究最深、应用最多、疗效最好的是免疫检查点治疗。主要的免疫检查点包括 PD-1/PD-L1 和 CTLA-4。

▶ 什么是免疫检查点？

人体的免疫系统，有激活装置，也有刹车装置。遇到外敌、需要启动免疫的时候，激活装置启动，免疫增强，免疫细胞发挥功能。同时，为了避免免疫系统过分反应，我们的免疫系统还有一个刹车装置，即免疫检查点。免疫检查点分为两类：一类是 CTLA-4，另一类是 PD-1/PD-L1。免疫检查点是免疫系统一种正常的自我稳定机制，因为过度的免疫细胞激活会引起自身免疫病，所以免疫检查点也是我们人体的一道"护身符"。

▶ 免疫检查点治疗是怎么回事？

我们以 PD-1 为例。肿瘤细胞在发展过程中，利用了人体正常免疫细胞的免疫检查点机制，诱导淋巴细胞表达 PD-1，同时自身表达了 PD-L1，这样，当淋巴细胞遇到肿瘤细胞的时候，PD-1 和 PD-L1 相结合，免疫细胞把肿瘤细胞认作正常成分，从而使肿瘤

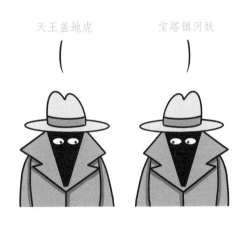

天王盖地虎　　　宝塔镇河妖

细胞发生了免疫逃逸。这就像电视上的间谍对暗号一样，免疫细胞说"天王盖地虎"，肿瘤细胞对"宝塔镇河妖"，免疫细胞就认为肿瘤细胞是好细胞。科学家用免疫检查点的抗体，比如 PD-1 的抗体治疗时，PD-1的抗体会阻止 PD-1 和 PD-L1 结合，从而解除免疫抑制。就像免疫细胞说"天王盖地虎"，肿瘤细胞对不上"宝塔镇河妖"一样，这时免疫细胞就能发现这些伪装的肿瘤细胞，从而进行攻击。

▌▶ 免疫治疗期间可以吃中药调理吗？

免疫治疗期间不宜同时服用中药。免疫治疗存在一定程度的胃肠道反应，加用中药可能会加重不良反应。另外，中药成分复杂，可能与免疫治疗的药物存在相互作用，导致治疗药物吸收代谢异常，引起严重的不良反应。尤其是部分中药对机体免疫系统有一定作用，可能会改变肿瘤微环境，从而影响免疫治疗的效果。免疫治疗间歇期可以吃中药调理身体，但建议到正规中医院就诊。

▌▶ 患者进行免疫治疗要做哪些检查？

在进行免疫治疗前，患者常规进行血常规、血生化（包括肝肾功能、血糖、血脂、电解质等）、尿常规、粪便常规 +OB、甲状腺功能等实验室检查，以及心电图、影像学检查等。肿瘤标本的分子检测在不同肿瘤的诊断和治疗中均有重要价值，可以明确肿瘤的具体分型，了解肿瘤的生物学特点，以及该肿瘤对化学治疗药物、分子靶向药物和免疫治疗的敏感性。目前研究显示，PD-L1 表达高、肿瘤基因突变负荷（TMB）高、微卫星高度不稳定，即 MSI-H 或 dMMR 患者对免疫治疗的反应更好。

▌▶ 为什么医生推荐参加免疫治疗相关临床研究？

免疫治疗是一项新兴的治疗方法，在某些特定的肿瘤中有明显的疗效。但免疫治疗也存在困境，比如最佳适应证的拓展，是否与化学治疗、放射治疗联合等问题。为了保护医学研究中受试者的权益和安全，每项临床研究在开始之前，都必须把研究方案提交到伦理委员会进行审查。临床研究的方案必须基于目前国内外现有的标准治疗，且是对更优方案的探索。在临床试验中，患者及其家属有权知道治疗方案的具体细节，包括患者的获益及风险，且患者有权在中间任何时间退出。此外，还有专门的临床研究医生和临床研究护士对参加临床试验的患者进行随访，及时记录并评估患者的病情。因此，参加临床研究的患者将比常规患者有更细致的检查及随诊。免疫治疗会给家庭带来沉重的经济负担，部分临床研究能够完全或部分免除患者的检查和治疗费用。NCCN肿瘤学临床实践指南(目前全美乃至全球应用最为广泛、最能被接受的癌症治疗指南)也明确指出:任何肿瘤患者都可以在临床试验中得到最佳处理,所以特别鼓励患者参与临床试验和研究。

第二章

肿瘤诊断

▮▶ 活检方式包括哪些？

活检方式大致分为三大类：第一类是手术切除活检，主要针对淋巴结、浅表肿物等，目前还有一种方式是腔镜探查过程中活检，比如胸腔镜探查中的胸膜结节活检；第二类是穿刺活检，一般需要影像学引导，比如 CT 引导下的肺穿刺活检，或者超声引导下的肝脏穿刺活检等；第三类是镜检，比如胃镜或肠镜下的直接活检。目前还有一种将内镜和超声相结合的超声内镜引导下的穿刺活检，比如对于胰腺肿物的经胃超声内镜引导下胰腺肿物的穿刺活检和超声气管镜引导下的纵隔淋巴结穿刺活检。

▮▶ 什么叫免疫组化？

免疫组化的全称为免疫组织化学。在肿瘤治疗前，我们经常需要检测一下是否存在靶点蛋白，免疫组化就是其中一种检测手段。它是利用抗原抗体反应确定组织或细胞内是否存在某些特异性蛋白，以及这些特异性蛋白表达量的检测方

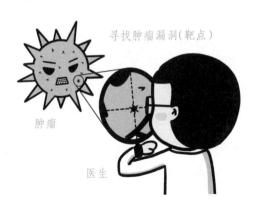

寻找肿瘤漏洞（靶点）

肿瘤

医生

法。这些被检测的特异性蛋白往往就是靶向治疗的靶点。

▮▶ 什么是基因检测？有哪些方式？各自的优缺点是什么？

现在的基因检测产品分成两类：一类是针对特定的肿瘤设计的，检测的基因数目较少；另一类是针对泛肿瘤设计的，检测的基因数目多。这两类检测都是为了帮助患者寻找合适的靶向药物，检测的基因越多，覆盖范围越广，能找到靶向药物的概率就越大。

单基因检测仅用于寻找单个或少数肿瘤相关基因变异，可找到适合靶向药物的可能性较低，价格也相对较低。而多基因检测可全面分析与肿瘤相关的基因变异，一次性可以对应的靶向药物较多。以肺腺癌检测为例，PCR单基因检测最多可涵盖肺癌相关的几种靶向药物；全面的NGS(二代测序)基因检测不但包含肺癌相关的所有靶向药物，而且包含其他癌肿中的所有靶向药物(上百种)，可能增加靶向药物的用药机会，但缺点是价格昂贵。

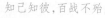

为什么要做基因检测？

肿瘤是由基因变异不断累积导致的，而肿瘤靶向药物就是针对这些基因变异研发设计的，只有包含特定基因变异的患者能真正从靶向治疗获益。通过基因检测可以明确患者是否携带这些基因变异，帮助医生为患者制订更加准确的治疗方案。同

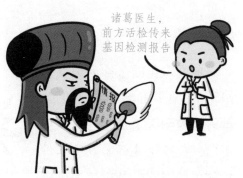

知己知彼，百战不殆

诸葛医生，前方活检传来基因检测报告

时，肿瘤在治疗过程中，某些基因变异可能不断变化，因此，需要对患者进行多次活检，以明确患者当前的基因状态，及时调整治疗方案。

什么时候做基因检测？

做基因检测优先推荐两个时间段：第一，晚期实体瘤患者初治时。这个时期，患者的身体状况较好，如果能够找到符合指南公认的驱动基因变异，使用效果更好、副作用更小的靶向治疗，不但能延长患者的生存期，而且能提高

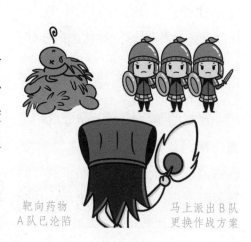

靶向药物A队已沦陷

马上派出B队更换作战方案

患者的生活质量。第二,患者发生耐药时。因为肿瘤是不断进展的,发生耐药代表当前的治疗方案已经不再有效,需要更换治疗方案,通过持续的基因检测,可能会找到新的、合适的靶向药物,给予患者更加有效、准确的治疗。

▮▶ 为什么有的人只做免疫组化,有的人必须做基因检测?

恶性肿瘤的治疗已经进入靶向治疗时代,这种治疗多数是有明确靶点的,但是对不同的靶点其检测手段是不同的,比如肺癌常用的靶向EGFR基因的治疗,需要做的是基因检测,且需要明确到具体突变位点;而乳腺癌的靶向HER2治疗,需要明确HER2的表达状态,一个简单经济的检测方式就是免疫组化,可以直观地看到HER蛋白的表达情况。不同肿瘤涉及的靶向药物不同,所以相应的检测手段也不同。

▮▶ 什么是荧光原位杂交(FISH)?

FISH也是一种靶点蛋白的检测手段,它是一种重要的非放射性原位杂交技术,是一种病理诊断技术,根据碱基互补配对原则,可以用于检测细胞中某一段基因是否存在扩增。

▮▶ 为什么已经做了免疫组化还要继续做FISH?

从免疫组化的原理可以看出,免疫组化的检测目标是细胞所携带的某些特异性蛋白,目的是明确是否存在某种特异性蛋白的表达。FISH的检测目标是某些特异性DNA,目的是明确某些特异性DNA的多少。也就是说,两者检测的内容并不一样。

▮▶ 为什么做了免疫组化,其中HER2结果已经提示为2+,医生却还要求做FISH?

所有靶向药物的相关检测有一个共同的目的:明确哪些患者用某靶向药物是获益的。所以,当某一个检测可以回答是否获益这个问题的时候,可能就不需要做下一个检测了,比如,当 HER2 免疫组化结果为 3+ 的时候,就不需要进行 FISH 检测了。而当某一个结果不能充分说明是否治疗获益的时候,可能就需要进一步检测,比如 HER2 免疫组化 2+,就属于不确定抗 HER2 治疗是否获益的情况,这时候需要进行 FISH 检测,用于确定是否需要进行抗 HER2 治疗。

▮▶ 什么是 BRCA1/2 检测?用什么进行检测?

BRCA 是重要的抑癌基因,它们主要参与 DNA 损伤的修复和转录的调控。BRCA1/2 检测主要检测 BRCA1/2 这两个基因中是否存在突变。由于 BRCA1/2 相关基因突变属于遗传相关突变,即生下来就存在的突变,也就是医学上说的"体细胞突变",所以用血液、唾液等的任何细胞均可进行检测。

▮▶ BRCA1/2 突变意味着什么?

BRCA1/2 突变会导致基因组的不稳定性明显增加,而基因的不稳定性增加会使结构和功能异常,会导致 DNA 的损伤无法得到有效的修复,从而提高恶性肿瘤的发生率。目前已经明确,携带 BRCA1/2 基因突变的女性患乳腺癌及卵巢癌的风险明显升高。

▮▶ 新一代基因测序(NGS)技术包括什么?

NGS 技术主要包括 3 种具体技术,即全基因组重测序(WGS)、全外显子组测序(WES)和目标区域测序(TRS),它们同属于新一代基因测序的范畴。

全基因组测序,即对生物体整个基因组序列进行测序,可以获得完整的基因组信息。

全外显子组测序仅是对外显子区域的测序。相比全基因组测序,全外显子组测序更为简便,测序成本相对更低,测序后数据的分析也更为简单。

目标区域测序针对目的基因组区域进行高通量遗传变异点检测，更加经济有效。

▌▶ 多基因检测需要何种标本?

组织样本如新鲜组织、蜡块、切片等,液体样本如外周血和胸、腹腔积液等,都可用于基因检测。一般需要肿瘤组织样本(新鲜的或石蜡包埋的),最好对血液样本同时检测,进而提高检测的精准度,还可以区分胚系突变和体细胞变异。

▌▶ NGS 检测那么贵,有必要做吗?

NGS 是一种使诊疗更加准确、合理的辅助技术。目前,肿瘤 NGS 检测主要应用于遗传性肿瘤综合征筛查和体细胞突变分析。NGS 有助于肿瘤患者的分类、预后、靶向治疗、耐药性分析,适用于肿瘤个体化诊断、预后和复发风险评估。NGS 的一个缺点就是价格较贵,所以要和医生充分沟通,在明确可能的获益后量力而为。

▌▶ 如果做 NGS 多基因检测, 一定会找到肿瘤靶向药物吗?

因为部分患者不存在明确的靶向药物对应的基因变异, 所以并非所有受检者都可以找到对应的靶向药物。

▌▶ 什么叫液体活检?

广义的液体活检是指利用人体体液作为样本来源检测、获取相关疾病信息的技术,体液包含血液、尿液、唾液和脑脊液。狭义的液体活检,也就是通常所说的液体活检,一般是指通过检测血液中的循环肿瘤细胞(CTC)和循环肿瘤基因(ctDNA)获取患者的肿瘤病变信息,用以帮助诊断治疗。与标准的组织活检相比,液体活检具有一些理论优势:创伤小、可重复性、实时判断疗效、动态调整治疗决策等。

▮▶ 循环肿瘤细胞(CTC)检测的意义是什么?

血液系统是肿瘤转移的重要途径,是否发生远处转移是判断临床分期的标准之一。研究发现,在部分早期肿瘤患者中,利用影像学还未发现病灶时已经可以在外周血中检测到 CTC,因此 CTC 可以用于肿瘤的早期诊断。研究表明,患者在治疗前后 CTC 数量的变化与标准的疗效评价体系有很好的对应关系。在肿瘤治疗过程中,通过动态监测 CTC 数目的变化,能够更加准确地评估肿瘤治疗的效果,进一步指导个体化治疗。值得注意的是,目前 CTC 检测更多地用于科研及个体化治疗。

▮▶ ctDNA 检测的意义是什么?

肿瘤细胞发生死亡或者凋亡时会释放一部分 DNA 到血液中,这些 DNA 携带着肿瘤相关的基因变异,因此,可以通过抽血检测追踪到患者体内肿瘤相关的变异信息,为患者提供相应的治疗指导。对于无法进行肿瘤活检的患者而言,用于治疗选择的 ctDNA 检测作为液体活检,可作为重复侵入性活检的替代方法,指导医生为患者制订治疗决策,而不会给患者带来更多的身体伤害。

▮▶ 为什么血检和组织活检的结果有时候不一样? 这两种方法的区别是什么?

利用手术或穿刺方式获取组织样本进行检测称为组织活检。这种取样方式是有创的,提取样本在数量和位置上都有很大的局限性。由于肿瘤具有异质性(肿瘤可能存在不同的基因变异),局部的组织活检不能反映全身肿瘤的基因全貌。而液体活检只需要抽一管血、胸腔积液或脑脊液就能进行检测,它不会对患者造成较大的伤害,因此,能够多次取样,动态检测,从而实现对患者病情的动态监测,为临床治疗提供更多的参考。液体活检更能反映患者基因状态的全貌,但会有一定的漏检率(假阴性)。所以组织活检和液体活检可能存在差异,医生需要结合组织活检与液体活检的情况来综合判断结果。

▐▶ 如果基因检测报告结果是阴性,就没有靶向药物了吗?

没有检测到靶点, 代表患者可能不适合使用某种靶向药物进行治疗。因此,需要根据医生的建议使用其他方案,例如化学治疗药物方案。当然,还有一些抗血管生成的靶向药物,如贝伐珠单抗、安罗替尼等,是不需要某些靶点基因突变的, 医生会根据患者的具体情况来制订治疗方案。

▐▶ 什么叫融合基因?

所谓融合基因是指两个基因的全部或部分序列融合在一起, 常见的有肺癌的 EMLA4-ALK 融合基因突变。

▐▶ TMB 的意义是什么? 可否用来指导治疗?

肿瘤突变负荷(TMB)的定义是每百万碱基中被检测出的体细胞基因编码错误、碱基替换、基因插入或缺失错误的总数,是反映肿瘤细胞携带的突变总数的一种定量生物标志物。其不能用来指导治疗,仅用于辅助治疗,因为 TMB 还存在许多问题。TMB 的检测依赖基因测序,目前相较于 PD-L1,检测成本还是很高。但 TMB 是在预测肿瘤免疫治疗疗效及筛选获益人群方面的新尝试,与 PD-L1 的检测是互补的关系。

▐▶ 患者已经在做化学治疗了,还有必要做基因检测吗?

这时做基因检测还是很有必要的。其不仅可以评估化学治疗的疗效,还可以寻找适合使用的靶向药物,从而取得更好的治疗效果。

▣▶ 什么叫微卫星不稳定？错配修复基因和微卫星不稳定是一个意思吗？

肠癌患者和接受免疫治疗的患者的病理报告单中经常会出现的名词就是 MMR 或 MSI。MMR 的全称是"mismatch repair"，即错配修复，其可分为 dMMR(错配修复缺陷)和 pMMR(错配修复正常)。MSI 的全称是"micro satellite instability"，即微卫星不稳定，分为微卫星高度不稳定（MSI-H）、微卫星低度不稳定（MSI-L）和微卫星稳定（MSS）。目前，dMMR 相当于 MSI-H, pMMR 相当于 MSI-L 和 MSS。

▣▶ 为什么已经进行了病理检测，得到了免疫组化的结果，却还需要重新进行同样的相关检测？

任何检测都存在一定的假阳性率和假阴性率，也有一些检测结果无法确定。有一些非常重要的靶向治疗相关的检测需要反复进行，用来明确为阳性还是阴性。比如乳腺癌，如果 ER 为阳性，则需要进行内分泌治疗，但有的检测结果提示为阴性，或者提示为非常弱的阳性，考虑到内分泌治疗的有效性和内分泌治疗的副作用很小，一般会建议患者进行确认检测，明确是否为真的阴性。

▣▶ 为什么手术后已经取得了病理结果，复发以后还要重新取病理和进行相关检测？

恶性肿瘤患者在术后如果出现转移病灶，绝大部分是原来的肿瘤出现了复发或转移，但也有少部分人得了另一种恶性肿瘤。当再次出现的病灶的范围、性质等相关因素提示该患者有可能存在第二原发恶性肿瘤的时候，只有再次取病理才能明确。另外，即便是同一种肿瘤出现了复发或转移，由于肿瘤本身存在时间异质性和空间异质性，我们也需要对新出现的病灶重新取病理，以便更好地指导治疗。

▍▶ 什么叫异质性？为什么需要反复多次、多部位进行病理检测？

异质性是指群体里面所有个体的特征存在差异。针对恶性肿瘤来说，就是指肿瘤细胞在生长过程中在侵袭能力、生长速度、对刺激的反应、对抗癌药物的敏感性，以及蛋白表达、基因扩增、基因突变等层面形成不同的特征。该特征决定了即便是在同一患者身上不同位置的肿瘤，其特性也可能存在差异，所具有的靶点可能不同，可能需要不同的针对性治疗。所以，为了更好地了解肿瘤，需要多次、多部位的病理结果，用于指导治疗。

▍▶ 淋巴瘤病理的诊断流程是什么？

在患者标本送至病理科后，首先要对组织标本进行固定，12～24 小时后进行取材，接下来经过脱水、包埋制片、烤片、染色，才能由病理科医生通过阅片出具报告。

▍▶ 淋巴瘤明确诊断的方式是什么？

淋巴瘤明确诊断的方式包括淋巴结的粗针多点穿刺、切除或切取活检。对于浅表、可切除的淋巴结建议完整切除，以提供更多的组织标本，更有助于明确诊断；对于无法完整切除的淋巴结，可行部分切取活检；对于深部淋巴结，可行粗针多点穿刺活检以明确病理。

目前，淋巴瘤诊断已进入将临床特征、组织形态学、免疫表型及分子遗传特征相结合的时代。

▍▶ 什么是双重打击、三重打击淋巴瘤？

2016 年更新的 WHO 分类中提出了"高级别 B 细胞淋巴瘤伴 MYC 和 BCL-2/BCL-6 重排"新分类，即所谓的双重打击或三重打击淋巴瘤，通过 FISH 检测存在 MYC 基因重排和 BCL-2/BCL-6 基因重排,占弥漫大 B 细胞淋巴瘤的 5% ~ 8%。这类淋巴瘤恶性程度高、进展迅速、预后差。

▮▶ 弥漫大 B 细胞淋巴瘤如何分类?

基于免疫组化的 Hans 分类（CD10、BCL-6、MUM-1），将弥漫大 B 细胞淋巴瘤(DLBCL)分为生发中心 B 细胞亚型(GCB)和活化 B 细胞亚型(ACB),其中 GCB 较 ACB 患者预后更好。

▮▶ 淋巴瘤诊断为什么要做免疫组化?

免疫组化是淋巴瘤的诊断与鉴别诊断和分型所必需的, 可判定肿瘤细胞的来源,如 B 细胞或 T/NK 细胞,了解肿瘤细胞所处的分化发育阶段如前体细胞或成熟细胞, 检测肿瘤独特的遗传学改变所导致的蛋白异常高表达,为靶向治疗提供依据,如 CD20。

▮▶ 淋巴瘤诊断为什么要用流式细胞技术?

流式细胞技术可作为淋巴瘤重要的辅助诊断方法,它具有快速、敏感、准确分析细胞亚群的特点,有助于明确淋巴瘤类型,并进行微小残留病灶的检测、疗效判断和确定肿瘤表型的变化。

标本要求:活检、细针穿刺、骨髓、脑脊液及外周血标本均可,EDTA 抗凝后室温保存。淋巴瘤检测常用的抗体包括 CD3、CD4、CD8、CD20、CD19、CD56、IgM、TCR α / β、TCR γ / δ 等。

▮▶ 淋巴瘤诊断为什么要用荧光原位杂交(FISH)检查?

目前,荧光原位杂交(FISH)技术已被广泛应用于淋巴瘤遗传学分析,并为临床辅助诊断和预后检测提供科学依据。不同类型的淋巴瘤常涉及某些特定基因和染色体的改变,而且不同分子特征的淋巴瘤,其分型和预后差异较大。如滤泡性淋巴瘤(FL)患者中有 80%~85% 易发生 t(14；18)(q32；q21)。而 t(11；14)(q13；q32)及 t(8；14)(q24；q32)分别是套细胞淋巴瘤(MCL)及伯基特淋巴瘤(BL)的特征性遗传改变，并为临床鉴别诊断提供重要证据。弥漫大 B 细胞淋巴瘤(DLBCL)常同时涉及多种遗传学改变，t(14；18)(q32；q21)、t(8；14)(q24；q32)及 t(3；14)(q27；q32)为其常见的类型，其中既存在 c-myc 基因易位，也存在 BCL-2 或 BCL-6 基因异常，即"双重打击"，这与肿瘤的高侵袭性及预后不良相关。

▍▶ 为什么要做骨髓穿刺+活检？哪个部位适合做？

骨髓穿刺 + 活检简称"骨穿"，是利用骨穿针刺入骨髓腔抽取骨髓液来化验的一种常用诊断技术，有助于判断骨髓有无肿瘤侵袭，以及评价患者骨髓增生的情况。通常选择髂前上棘、髂后上棘和胸骨为穿刺点进行。

第三章

分子靶向药物

▮▶ 按照药物分子量的大小,分子靶向药物如何分类?

按照药物分子量的大小，分子靶向药物可以分为单克隆抗体和小分子靶向药物。单克隆抗体由于体积较大,无法渗透到细胞内部,它们的靶点一般在细胞膜上。由于单克隆抗体本身也是蛋白,容易被破坏,所以常常通过静脉输液的方式给药。小分子靶向药物分子量很小,可以深入细胞内部,从而抑制跨膜蛋白的胞内段和细胞内的异常蛋白。小分子靶向药物多为口服药。

▮▶ 按照靶点数目,分子靶向药物如何分类?

按照靶点数目的不同，可将靶向药物分为单靶点药物和多靶点药物。单靶点药物特异性地针对一个靶点,多靶点药物可覆盖多个靶点,作用于多条信号通路,如克唑替尼、安罗替尼等。

▮▶ 按照靶点定位的不同,分子靶向药物如何分类?

靶向药物可分为肿瘤靶向药物和血管靶向药物，前者的靶点表达在肿瘤细胞中,后者的靶点则位于血管内皮细胞。但这并不绝对,有些多靶点药物既可作用于肿瘤细胞，又能抑制血管内皮细胞，如索拉菲尼、瑞格非尼等。

▮▶ 靶向治疗与化学治疗有何不同?

靶向治疗和化学治疗最大的不同在于,靶向药物作战时目标明确,具有较强的特异性,药力主要集中在肿瘤细胞等特定目标。化学治疗则不同,化学治疗药物对 DNA、蛋白质等的破坏没有特异性,对肿瘤细胞和正常细胞难以区分，容易误伤"友军"。对于小分子靶向药物,患者在家中服药就可以,其便捷易接受,不良反应相对较轻;化学治疗药物大多需要住院输液,不良反应如过敏、呕吐、头发脱落等更多见。

虽然肿瘤治疗已经进入精准靶向治疗和免疫治疗时代，但化学治疗仍然有重要的地位和价值，还是内科治疗的重要手段。不是所有的患者都有机会接受靶向治疗，有些患者的病种或是病理类型目前还没有合适的靶向药物，能否靶向治疗也有待靶点检测来决定。

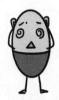

谁是细胞？
谁是肿瘤？

化学治疗药物

▐▶ 分子靶向药物要用多久？

分子靶向药物何时停药，取决于药物治疗的疗效和毒性。常见的停药原因有治疗效果不佳、不良反应难以耐受、经济原因等。

▐▶ 在靶向治疗中，有时肿瘤变大了却不换药的原因是什么？

中医有句古话，叫"效不更方"，意思是如果前面用药起效，就不要轻易更换方案。但在靶向治疗中，有时会"无效亦不更方"。一次次复查CT后"较前略增大"或者出现"新发病灶"，会给患者带来焦灼与困惑：是不是耐药了？需要换药吗？

在非小细胞肺癌靶向治疗过程中，厄洛替尼、克唑替尼等小分子靶向药物出现耐药后，病情变化可以分为3种情形：①缓慢进展；②局部进展；③暴发式进展。第一种情形指原发病灶一点点变大，但患者并没有出现症状加重；第二种情形指原发病灶稳定，但出现了孤立的脑转移灶、骨转移灶等。当出现这两种情形时，如果患者自我感觉症状没有明显加重，说明药物对于整体病情的控制是可以的，原先的靶向药物是可以继续吃下的，不用急于换药。对于第二种情形，我们可以一边吃药，一边采取放射治疗等手段处理局部病灶。当然，第三种情形说明病情在快速加重，必须考虑尽快更换其他靶向药物或者转向化学治疗。

▌▶ 靶向药物中的"代"和"线"是一回事儿吗?

随着药物研发工艺的改进和对靶向耐药机制认知的加深,人们制造出更多"代"的药物来,它们或抑制性更强、副作用更小,或能够克服前一代的耐药问题,成为前代药物的改良或升级版,这便是靶向药物"代"的由来。

靶向药物在"代"的问题上争议不大,但在"线"上却常常掀起较量。所谓"线"的区分,是指我们在使用这些药物时"排兵布阵"的先后顺序。显然,一线药物是打头阵的,二线药物是指在一线药物失败或不能耐受时顶上来使用的药物。

▌▶ 第一代 Bcr-Abl 激酶抑制剂伊马替尼是怎样诞生的?

20 世纪 80 年代末,瑞士汽巴－嘉基制药公司的研究员 Nicholas 的团队和俄勒冈健康与科学大学的 Brian 等合作,通过筛选,找到了一种叫作 2- 苯胺基嘧啶的化学物质,发现它能与 Bcr-Abl 蛋白结合并抑制其活性,后经修饰以增强药物活性,得到伊马替尼。2001 年,伊马替尼被 FDA 批准用于慢性粒细胞白血病的治疗,商品名定为格列卫。确诊为慢性粒细胞白血病的患者接受格列卫治疗,5 年生存率从 30% 提高到 89%。此后发现,格列卫对胃肠道间质瘤、恶性黑色素瘤、骨髓纤维化等也有一定的疗效,扩大了它的适用范围。

▌▶ 第二代 Bcr-Abl 激酶抑制剂有哪些?

随着伊马替尼的广泛应用,不可避免地出现了药物的不耐受和耐药问题。研究发现,经伊马替尼治疗后,Bcr-Abl 基因出现大约 10 余种点突变,造成了融合蛋白位点变异,伊马替尼无法与之结合。这些点突变包括 T315I、E255K、Y253F 等。第二代 Bcr-Abl 抑制剂包括尼洛替尼和达沙替尼,对于伊马替尼治疗后或者不能耐受该药的慢性粒细胞白血病患者,尼洛替尼和达沙替尼都是很好的选择。

▐▶ 使用第二代 Bcr-Abl 抑制剂尼洛替尼和达沙替尼有哪些注意事项?

作为第二代 Bcr-Abl 抑制剂,两种药物均对耐药突变 T315I 无效,因此不适合用于此种基因突变型。

在不良反应方面,其与第一代药物伊马替尼大同小异。血液学方面的不良反应有贫血、中性粒细胞减少和血小板减少。非血液学方面的不良反应包括皮疹、消化道反应等。不同的是,尼洛替尼发生水肿的频率较低,但禁用于低钾血症、低镁血症或长 QT 综合征患者。

▐▶ 第三代 Bcr-Abl 抑制剂能战胜 T315I 突变吗?

2013 年 7 月,第三代 Bcr-Abl 抑制剂在欧盟获得批准,药物名称为普纳替尼。该药能抑制 T315I,虽然对野生型 Bcr-Abl 融合蛋白也表现出较好的抑制效应,但其最大的优势在于对 T315I 突变型的有效抑制。

▐▶ 什么情况下选用第三代 Bcr-Abl 抑制剂普纳替尼?

作为第三代 Bcr-Abl 抑制剂,普纳替尼是多靶点抑制剂,除 Bcr-Abl 外,对 VEGFR、PDGFR、FGFREph、SFK、c-kit、RET、TIE2、FLT3、SRC 等靶点具有抑制效应。普纳替尼有引起致命性血凝块和严重血管狭窄的风险,尤其是应用于老年患者、既往有缺血或卒中病史者,以及高血压、糖尿病及血脂异常的患者时。故而,既往存在心脏病发作或有卒中病史者不能使用普纳替尼。高血压患者应严格控制血压,若出现血凝块阻塞动脉或静脉的表现,应立即停止使用普纳替尼。普纳替尼的副作用较大,推荐用于有明确 T315I 突变的慢性粒细胞白血病患者或是前两代药物难以耐受的患者,非一线治疗常规之选。

▶ CD20 成为肿瘤治疗靶点的理由是什么？

CD20 是 B 细胞表面特有的蛋白,对 B 细胞的增殖和分化具有调控作用。CD20 多表达于正常或癌化的 B 细胞,在超过 90% 的 B 细胞非霍奇金淋巴瘤(NHL)和多数 B 细胞慢性淋巴细胞白血病(CLL)上呈阳性表达,在成熟的浆细胞和其他类型造血细胞系中并无表达,因此,其成为治疗 B 细胞淋巴瘤的理想靶点。抗 CD20 单抗通过补体依赖细胞毒性作用和抗体依赖细胞介导的细胞毒性作用诱导细胞内产生促凋亡信号,从而起到治疗淋巴瘤的作用。

▶ 第一代抗 CD20 单克隆抗体有哪些？

利妥昔单抗(Rituximab,美罗华)于 1997 年获 FDA 批准,用于治疗 CD20 阳性的非霍奇金淋巴瘤。此外,它还用于慢性淋巴细胞白血病、类风湿性关节炎等。利妥昔单抗单药用于复发或难治性淋巴瘤的有效率可达 48%。但由于利妥昔单抗是人鼠嵌合抗体,所以输注后容易出现发热、寒战、面部潮红、血管性水肿、荨麻疹等不良反应。

鼠源单抗替伊莫单抗与美罗华不同的是, 与放射性同位 ^{131}I 或 ^{90}Y 结合,以单抗为载体来杀死癌细胞。替伊莫单抗于 2002 年获 FDA 批准用于治疗复发或难治性低度、滤泡性和转移性 B 细胞非霍奇金淋巴瘤,包括使用利妥昔单抗治疗效果不佳的滤泡性非霍奇金淋巴瘤。

鼠源抗体托西莫单抗同属于第一代 CD20 单抗,是由放射性同位素 ^{131}I 标记的单抗,用于治疗复发性或难治性的滤泡或者变性的非霍奇金淋巴瘤。不推荐用于 CD20 阳性非霍奇金淋巴瘤的初始治疗,也不能用于孕妇。

▶ 第二代抗 CD20 单克隆抗体的优点是什么？

为了降低第一代抗 CD20 单克隆抗体药物的免疫源性,人们研发了第二代单抗,包括奥法木单抗、维妥珠单抗和奥瑞珠单抗。其中,维妥珠单抗是高度人源化的单抗(90%～95%),另外两种则是完全人源化的单抗。3种药物都可减少输注综合征的发生,成为优于第一代药物的突出特点。奥法木单抗可用于多种B细胞肿瘤,其余两种可用于利妥昔单抗治疗无效的非霍奇金淋巴瘤。

▮▶ 第三代抗CD20单克隆抗体的改进点是什么?

为了提高治疗效果,增强抗体与CD20的亲和力,人们又研发了第三代抗CD20单抗,其中奥滨尤妥珠单抗于2016年获批上市,用于慢性淋巴性白血病,其常见不良反应为粒细胞减少、发热等。

▮▶ 本妥昔单抗药物的适应证及副作用是什么?

2011年,针对CD30的单抗,本妥昔单抗被FDA批准用于霍奇金淋巴瘤和间变大细胞淋巴瘤。其常见不良反应有周围神经病变、输液反应、中性粒细胞减少等。严重不良反应包括进行性多灶性脑白质病、胰腺炎、肺毒性等。

▮▶ EGFR基因是什么?

EGFR是"epidermal growth factor receptor"的缩写形式,其中文译名为"表皮生长因子受体"。EGFR是一种跨膜糖蛋白,作为受体,其配体不少于如下几种:表皮生长因子、转化生长因子α、双调蛋白、β-细胞素、肝素结合的表皮生长因子、表皮素等。通过与这些配体结合,EGFR感知外界信号,并把它传递到细胞内,调节着细胞的生长与分化。从它的名字我们可以猜出,它对表皮生长非常重要,没有它,皮肤受伤后可能无法愈合;离开它,肠道上皮难以增殖和分化。同时,也不难理解为什么抑制EGFR之后会出现皮疹和腹泻。

▮▶ 何为 EGFR 基因事件与抗肿瘤药物研发？

癌症是一种基因病,总是由这样或那样的基因异常所激惹,其中也包括对正常生理活动有重要作用的 EGFR。EGFR 基因事件大致分为两种:一种是扩增,表现为 DNA 片段的增多,这种扩增可使得细胞膜上出现越来越多的 EGFR 蛋白;另一种是突变,即蛋白出现了结构上的变化,这种变化使得 EGFR 不再与配体联络,而是独断地发布命令,使细胞拥有了无限增殖的能力。针对第一种情况,人们造出了单克隆抗体,阻断了其与配体过多的联系,并把多余的蛋白送进细胞内进行降解;针对第二种情况,多种小分子酪氨酸酶抑制剂可以有效抑制变构 EGFR 蛋白的活化。

▮▶ EGFR 单抗与 EGFR–TKI 有什么不同？

两者最大的不同主要体现在作用机制上:EGFR 单抗主要通过竞争性抑制内源性配体与 EGFR 的结合,阻断由 EGFR 介导的下游信号转导通路,介导 ADCC 等免疫效应,导致 EGFR 内吞和降解;EGFR–TKI 主要通过竞争性结合受体 ATP,抑制胞内酪氨酸激酶的去磷酸化过程,从而抑制肿瘤细胞的增殖和侵袭。

EGFR 酪氨酸激酶抑制剂是小分子药物,主要作用于 EGFR 蛋白的胞内段,均为口服药;EGFR 单抗为大分子药物,只能结合在 EGFR 蛋白的胞外部分,均须静脉给药。

▮▶ 抗 EGFR 单克隆抗体有哪些？

目前临床上常用的抗 EGFR 的单克隆抗体主要是西妥昔单抗（爱必妥）,为人鼠嵌合型抗体;帕尼单抗和尼妥珠单抗（泰欣生）均为全人源化抗体。它们的抗肿瘤作用是一样的,但人源化抗体的免疫原性大大降低,输液反应明显减轻。

▐▶ 西妥昔单抗临床治疗的适应证有哪些?

2004 年,西妥昔单抗被 FDA 批准用于治疗晚期结直肠癌,后来发现并非所有结直肠癌患者都能从西妥昔单抗治疗中获益。目前,西妥昔单抗推荐 KRAS、NRAS 及 BRAF 基因均为野生型的晚期转移性结直肠腺癌患者。2006 年,FDA 授权西妥昔单抗联合放射治疗治疗局部晚期头颈部鳞癌,随后西妥昔单抗联合化学治疗被批准用于治疗晚期头颈部鳞癌。

▐▶ 尼妥珠单抗临床治疗的适应证有哪些?

尼妥珠单抗在我国获批的适应证是 EGFR 阳性的晚期鼻咽癌,已于 2017 年进入国家医保药品目录。大量临床研究表明,尼妥珠单抗还可用于神经胶质瘤、食管癌、胰腺癌等肿瘤的治疗,但在我国尚处于临床研究阶段。

▐▶ 帕尼单抗临床治疗的适应证有哪些?

帕尼单抗是一种全人源性单克隆抗体,2006 年该药获批用于晚期结直肠癌的治疗。研究表明,其治疗效果不劣于西妥昔单抗。但该药在我国未上市。

▐▶ EGFR-TKI 常用药物有哪些?

目前常用的 EGFR-TKI 主要有以下几种。①第一代 TKI:吉非替尼、厄洛替尼和埃克替尼;②第二代 TKI:阿法替尼、达克替尼;③第三代 TKI:奥希替尼、奥美替尼。

▐▶ EGFR-TKI 的适应证有哪些?

EGFR-TKI 的适应证均为 EGFR 突变的非小细胞肺癌,主要是肺腺癌。由于鳞癌 EGFR 突变率很低，且常伴随其他基因事件，即使 EGFR 突变阳性，疗效依旧不佳，因此，肺鳞癌并非 TKI 优势病种，但阿法替尼在鳞癌中的表现还是获得了肯定，被批准用于化学治疗后进展肺鳞癌的二线治疗。此外，厄洛替尼还被批准用于晚期胰腺癌的治疗，而且是胰腺癌唯一可用的靶向药物，但中位生存期仅延长 2 周，临床意义非常有限。

▐▶ 第三代 EGFR-TKI 有什么不同？

第二代 EGFR-TKI 药物相对于第一代的"升级"体现在第二代药物与靶点的结合是不可逆的，而且靶点更加广泛。第三代 EGFR-TRI 的升级体现在能够克服前两代 TKI 的 T790M 突变耐药问题。此外，第三代 TKI 比前两代药物有更高的脑转移瘤控制力。

▐▶ 哪些人群适合 EGFR-TKI 治疗？

吉非替尼是所有 EGFR-TKI 中首个上市的药物，于 2003 年获批用于肺癌治疗。但 2004 年因在临床试验中遭遇滑铁卢，美国将其撤市。随后陆续有研究发现，EGFR 突变是 EGFR-TKI 药物的疗效预测关键因素。2009 年，吉非替尼重新被批准用于 EGFR 突变的晚期非小细胞肺癌，并逆袭成为治疗优选药物之一。

▐▶ EGFR 突变临床检测困难吗？

吉非替尼大起大落的经历提示，并非所有的患者都适合 EGFR-TKI 治疗，靶点筛查对于经典的靶向治疗很重要。EGFR 检测技术已经成熟，常用的包括 PCR 法和二代测序法。检测标本的获取并不困难，气管镜和穿刺对大多数人都安全可行。对于少数组织标本难以获得的患者，恶性胸腔积液和血液标本都可以拿来检测。

▮▶ EGFR 突变对阳性晚期肺癌患者一定有效吗？

任何一种药物都不会 100% 有效。EGFR 突变的类型不一样，疗效也不一样。肺癌患者的 EGFR 突变主要集中于 18 ～ 21 号外显子，其中 19 号外显子的缺失突变和 21 号外显子的 L858R 点突变约占所有突变的 90%，幸运的是，它们都对 KTI 治疗敏感，又称 EGFR 敏感突变。剩下的突变类型统统被归为不常见突变或罕见突变，包括 G719 突变、E709X 突变、19 号外显子插入突变、20 号外显子插入突变、T790M 点突变、S768I 点突变、L861Q 点突变等。这些突变对 TKI 的反应不尽相同，它们有的对治疗敏感，有的对一代 TKI 疗效差但二代疗效尚可，有的前两代均较差但对第三代敏感，比如 20 外显子 T790M 点突变能被奥希替尼抑制，因此，不是所有的突变类型都对 TKI 敏感。

▮▶ 携带 EGFR 敏感突变的晚期肺癌患者用 TKI 治疗一定有效吗？

尽管携带 EGFR 敏感突变的晚期肺癌患者使用 TKI 的有效率可高达 60% ～ 80%，但并不是对每一例患者都会有效。现在已经发现，EGFR 敏感突变同时伴有其他致病性突变会降低 EGFR-TKI 的疗效。而对于这样的患者单独使用 TKI 可能是不够的，联合化学治疗或抗血管生成治疗可能更好。

▮▶ EGFR-TKI 用药选择基于什么样的临床思考？

EGFR-TKI 可用的药物较多，如何排序是一个难题。同代药物间在有效性上的差距并不大，第二代药物在安全性和有效性两方面无法完胜并取代第一代。根据既有研究结果，第一代、第二代 TKI 服用 8 ～ 16 个月后会出现耐药，约 50% 的概率可归因于继发性 T790M 突变。第三代药物奥希替尼能抑制 T790M 突变，可用于第一代和第二代 TKI 耐药的 T790M 阳性患者。随着奥希替尼用于一线治疗，也显示出比第一代、第二代 TKI 药物更长的总生存期,其已被优先推荐用于治疗 EGFR 敏感突变的非小细胞肺癌患者。

▶ HER2 基因是什么?

HER2 基因的发现可追溯到 1984 年,和 EGFR(又称 HER1)同属 HER 家族。HER2 与 EGFR 是一个家族的"兄弟"。目前尚未发现 HER2 的高亲和力配体,单独的 HER2 缺乏生物学功能,但它可与具有配体的家族其他成员相结合,形成异二聚体,从而发挥调控作用。通过激活胞内段的酪氨酸激酶,激活下游信号通路,所参与的信号转导通路主要为 Ras/MAPK 通路和 PI3K/Akt 通路。

▶ HER2 抑制剂都有哪些?

目前已上市的有曲妥珠单抗(赫赛汀)、曲妥珠单抗 – 美坦辛抗体耦联剂(TDM-1)、帕妥珠单抗,口服小分子酪氨酸激酶抑制剂如拉帕替尼、来那替尼和吡咯替尼。

▶ 曲妥珠单抗的作用机制和临床适应证有哪些?

曲妥珠单抗(赫赛汀)是最早的 HER2 抑制剂,诞生于 1989 年。它能与细胞表面的 HER2 特异性结合,进而诱导对这些细胞的杀伤作用。临床适应证:①HER2 过度表达的转移性乳腺癌的治疗。作为单一药物治疗,已接受过 1 个或多个化学治疗方案的转移性乳腺癌;与紫杉醇或者多西他赛联合,用于未接受化学治疗的转移性乳腺癌。②接受了手术、含蒽环类抗生素辅助化学治疗和放射治疗(如果适用)后的 HER2 过度表达乳腺癌的辅助治疗。③联合卡培他滨或 5– 氟尿嘧啶(5–FU)和顺铂适用于既往未接受过针对转移性疾病治疗的 HER2 过度表达的转移性胃腺癌或胃食管交界腺癌。

▶ 曲妥珠单抗–美坦辛抗体耦联剂（TDM–1）的作用机制是什么？临床适应证有哪些？

TDM–1 是曲妥珠单抗的升级版。在曲妥珠单抗与 HER2 特异性结合后，强效抗微管药物 DM1 被释放至表达 HER2 的癌细胞内，使癌细胞被溶酶体吞噬并促进凋亡。2013 年，TDM–1 获准用于 HER2 阳性的转移性乳腺癌的治疗，且要求之前接受过曲妥珠单抗和紫杉醇的患者单药或联合治疗。2019 年 5 月，TDM–1 获准用于 HER2 阳性乳腺癌的术后辅助治疗。

▶ 帕妥珠单抗的作用机制是什么？临床适应证有哪些？

帕妥珠单抗为完全人源化单克隆抗体，与曲妥珠单抗不同，它着力于阻止 HER2 的二聚化，是第一个被称作"HER 二聚化抑制剂"的单克隆抗体。帕妥珠单抗的结合区域与曲妥珠单抗不同，其与 HER2 受体二聚化表位结合，抑制了 HER2 与 HER2 之间，以及与其他 EGFR 家族受体之间的二聚化作用。其除了阻断信号转导，还能诱导 ADCC 效应。另外，由于该药分子结构较小，可通过血脑屏障，从而成为脑转移患者的新选择。2012 年 6 月，FDA 批准帕妥珠单抗用于 HER2 阳性的晚期乳腺癌的治疗，也可用于术前新辅助及术后辅助治疗。2018 年，我国国家药品监督管理局批准了帕妥珠单抗注射液进口注册申请，但在适应证方面仅批准其联合曲妥珠单抗和化学治疗用于具有高复发风险的 HER2 阳性早期乳腺癌患者的辅助治疗。

▶ 拉帕替尼的作用机制是什么？临床适应证有哪些？

拉帕替尼是一种小分子酪氨酸激酶抑制剂，它通过竞争性结合 EGFR 和 HER2 胞内段的 ATP 位点发挥抗癌作用。2007 年，拉帕替尼获批用于晚期乳腺癌的治疗。其优点是可通过血脑屏障，能用于脑转移，心脏毒性比曲妥珠单抗小。

▶ 来那替尼的作用机制是什么？临床适应证有哪些？

来那替尼作用于 EGFR 和 HER2 两个靶点，是一种不可逆的 TKI，能单独使用。该药于 2017 年获批上市,用于 HER2 阳性乳腺癌的术后辅助治疗,以降低复发风险。

▶ 吡咯替尼的作用机制是什么？临床适应证有哪些？

吡咯替尼是我国自主研发的创新药，作为不可逆的 TKI，能覆盖 HER1、HER2 及 HER4 3 个靶点。目前,吡咯替尼被批准与卡培他滨联合用于 HER2 阳性、既往未使用或使用过曲妥珠单抗、既往接受过蒽环类药或紫衫类药化学治疗的复发或转移性乳腺癌的治疗。近年来还发现吡咯替尼可以治疗 HER2 20 外显子插入的非小细胞肺癌。

▶ 什么是 ALK 突变？

ALK 突变包括点突变、与其他基因形成融合基因等。什么是融合呢？在先秦古籍《山海经》里记载了一个马身人面的神兽,那是一个由人和马融合在一起的神话形象。融合基因的形成与之相似,ALK 融合基因即由 ALK 基因片段与来自其他基因的片段融合而成。

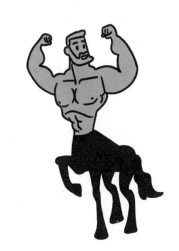

▶ ALK 突变指的是什么？

在非小细胞癌中,ALK 基因融合有多种类型，其中以 EML4-ALK 基因融合最为常见。ALK 基因融合突变的发生率不高,在肺腺癌中仅约 5%,常见于不吸烟、年龄不足 60 岁的患者。针对 ALK 基因融合突变可以选择的药物很多,取得了很好的疗效。目前,ALK 抑制剂被批准用于 ALK 基因融合突变的晚期非小细胞肺癌,主要为腺癌。

▶ 针对 ALK 突变,已经上市的分子靶向药物有哪些?

针对 ALK 突变的靶向药物比较多,包括第一代、第二代和第三代。目前已经上市的有:第一代药物克唑替尼;第二代药物色瑞替尼、阿来替尼和布加替尼;第三代药物劳拉替尼。

▶ 三代 ALK 突变抑制剂有什么区别? 其适应证有哪些?

第一、第二、第三代 ALK 突变抑制剂各具特点,获批的适应证和适用人群也有所不同,因此,在使用上并不是简单的 1、2、3 的顺序。第一代药物克唑替尼最早获批用于 ALK 突变阳性的晚期肺癌;第二代药物阿来替尼获批用于 ALK 突变阳性者晚期肺癌的一线治疗,色瑞替尼获批用于克唑替尼耐药的治疗,布加替尼经过 FDA 获批的适应证包括克唑替尼耐药和奥希替尼耐药;第三代药物劳拉替尼获批用于既往接受过一种或多种 ALK 抑制剂治疗耐药后的 ALK 阳性转移性非小细胞肺癌的治疗。

▶ ALK 抑制剂治疗晚期肺癌在选择上基于何种考量?

ALK 抑制剂众多,使患者陷入了困惑。在选择药物时,临床医生主要基于有效性、安全性和经济成本三方面进行考量。

在有效性方面,如果一个第二代或第三代药物凭一己之力可以将患者的无进展生存时间明显延长,甚至明显超过了第一代序贯和第二代之和,那么我们支持它用于一线。

在安全性方面,这几种药物也各有特点,以下不良反应是比较特殊的:光敏性皮炎(多见于阿来替尼);早发性间质性肺炎、高血压、脂肪酶 / 淀粉酶升高(多见于布加替尼);高脂血症、中枢及周围神经系统毒性(多见于劳拉替尼)。显然,对于一名血压难以控制的患者,布加替尼不是理想之选。

在经济成本方面,如果疗效相当,我们就要算一笔经济账,优先考虑成本较低组。

ALK 抑制剂对肺癌脑转移灶的控制情况如何?

脑部是肺癌最常见的远处转移部位之一,肺癌脑转移预后差、未接受治疗者的平均生存期仅为 1~2 个月。肺腺癌患者中发生脑转移的风险为 11%,明显高于肺鳞癌。以往针对脑转移灶主要依靠放射治疗,那是因为血脑屏障的存在,绝大多数化学治疗药物和相当一部分靶向药物难以透过这层藩篱进入瘤体。如今,第二、第三代 ALK 抑制剂穿透血脑屏障的能力明显强于克唑替尼,它们对颅内病灶具有良好的控制效果。

肺癌患者接受 ALK 抑制剂出现耐药怎么办?

耐药是靶向治疗目前难以消除的短板。使用第一代 ALK 抑制剂克唑替尼后进展的患者可以直接选择使用第二代药物,并不需要再次取活检进行基因检测。但是,使用第二代 ALK 抑制剂如阿来替尼、色瑞替尼等药物进展的患者需要再次活检并进行第二代测序,然后根据基因特征进行后续药物治疗的选择。

什么是 ROS1 基因突变?

ROS1 重排导致下游 Akt、MAPK 等信号通路持续激活,导致细胞持续增殖,与肿瘤的发生和发展密切相关。ROS1 基因融合突变于 2007 年在肺癌中被报道,此后,ROS1 重排作为一个明确的肺癌治疗靶点,在非小细胞肺癌中的比例很低,仅占 1%~2%,主要存在于肺腺癌。ROS1 重排也见于胆管癌、卵巢癌、乳腺癌等。

▐▶ 针对 ROS1 突变的靶向药物有哪些？

2016 年，FDA 批准克唑替尼用于治疗 ROS1 突变的非小细胞肺癌。截至目前，克唑替尼是唯一获批用于治疗 ROS1 突变适应证的药物。克唑替尼治疗 ROS1 阳性患者也会不可避免地产生耐药，基础研究显示，其中一些耐药基因可被另一多靶点药物卡博替尼所消灭。因此，卡博替尼成为克唑替尼耐药后的未来之选。其他 ALK 抑制剂，如色瑞替尼、布加替尼、劳拉替尼均因靶向 ROS1 而成为后备军，具体选择何种药物，应根据二次活检的基因检测结果决定。

▐▶ ROS1 突变的检测手段有哪些？

针对 ROS1 突变，被认可的检测手段包括 FISH（原位免疫荧光杂交）、RT-PCR（反转录 PCR）、IHC（免疫组化）和新一代测序（NGS）。目前，FISH 是 ROS1 融合的金标准，但没有一项技术可以做到 100% 准确，所以对于 ROS1 融合，最好使用两种以上技术进行相互验证。

▐▶ MET 基因事件是什么？

MET 基因编码的蛋白是肝细胞生长因子受体 HGFR，其唯一的天然配体是 HGF（肝细胞生长因子），二者结合后可引起下游信号通路（包括 PI3K/Akt、Ras/MAPK 等）激活，调控着细胞的增殖、分化及运动能力。

在肿瘤细胞里，MET 基因可能出现的异常包括基因重排、激活突变和基因扩增。基因重排可形成融合蛋白，而 MET 基因 14 号外显子跳跃式突变，则可导致 MET 蛋白发生变化，这种变化使得泛素化连接酶无法与之结合，进而降解减少；基因扩增则可使 MET 蛋白合成增多。总之，异常增多的 MET 蛋白游弋在细胞膜上，接受着来自 HGF 的信号，致使 HGF/c-Met 信号通路异常活化，促进着肿瘤细胞的生长、侵袭、血管新生等。

▐▶ MET 基因事件在各大肿瘤中的发生率如何？

MET 基因事件在肺癌中的发生率各有不同：MET 基因 14 号外显子跳跃式突变可见于 3% 的肺腺癌和 20% 的肉瘤样癌；MET 基因扩增在未经治疗的非小细胞肺癌中的发生率为 2%～4%。此外，以下肿瘤中也可检测出 MET 突变／扩增：膀胱癌、乳腺癌、结直肠癌、胃癌、肝癌、头颈部鳞癌等。

▐▶ 针对 HGF/c-Met 信号通路的药物有哪些？

MET 基因事件所编码的蛋白尚不能擅自发号施令，必须依赖于细胞外面的 HGF（肝细胞生长因子）。靶向 HGF/c-Met 信号通路药物包括：①受体结合阻滞剂，发出"拦截导弹"，阻止 HGF 与 c-MET 结合；②c-Met 激酶活性抑制剂，通过抑制激酶活性阻断通路激活；③效应蛋白结合阻滞剂，从下游拦截，即使有信号下传，也使其不发挥效应。目前可以用于 MET 通路异常的靶向药物有卡马替尼、克唑替尼、卡博替尼等。

▐▶ RET 基因突变常见于哪些肿瘤？有什么药物可以治疗？

RET 蛋白是酪氨酸激酶受体，其编码基因 RET 出现的异常包括融合及激活性点突变，其均可导致 RET 信号通路异常激活、细胞增殖失控。激活性 RET 点突变可见于 60% 的甲状腺髓样癌，RET 融合突变则可见于 2% 的非小细胞肺癌和 10%～20% 的乳头状甲状腺癌。常用的药物包括卡博替尼、凡德他尼、苏尼替尼等，但这些药物整体疗效欠佳，有效率多不超过 30%。近年来出现的新药 LOXO292 和 BLU667 的疗效大大提高，达到 60%～70%，有望成为新突破和新标准。

▍▶ NTRK 基因事件是指什么？

NTRK 是一种基因,全称为神经营养因子受体酪氨酸激酶,其所表达的蛋白为 TRK。在正常生理状态下,TRK 主要在神经细胞中表达,与神经细胞的生长发育等密切相关。在某些情况下, 当某些基因片段与 NTRK 基因意外融合时,TRK 被重新激活,从而导致癌症发生。

▍▶ NTRK 基因融合事件在各大肿瘤中的发生率如何？

NTRK 基因融合在某些肿瘤中占比较高,如先天性肾瘤、婴儿肉瘤、唾液腺癌、分泌型乳腺癌等。2019 年,NTRK 基因作为新增肺癌靶向用药相关基因被列入 NCCN 指南。

▍▶ 针对 NTRK 基因融合突变的靶向药物有哪些？

目前已上市的药物有两种,分别是 2018 年 11 月 27 日及 2019 年 8 月 15 日被 FDA 批准的拉罗替尼及恩曲替尼。

▍▶ 拉罗替尼的临床适应证有哪些？

拉罗替尼是一种泛癌种靶向药,针对的是 NTRK 融合突变的实体肿瘤,并不局限于肿瘤的原发部位。其适应证为用于治疗携带 NTRK 基因融合的局部晚期或转移性实体瘤的成人和儿童患者, 但不是所有 NTRK 阳性的肿瘤都能获得理想的治疗效果,恶性黑色素瘤和结肠癌的有效率仅约为 50%(2/4)和 25%(1/4)。

▍▶ 恩曲替尼的临床适应证有哪些？

恩曲替尼作为一种泛癌种靶向药物, 可以治疗携带 NTRK 基因融合的包括乳腺癌、胆管癌、结直肠癌等在内的 10 余种实体肿瘤。比起拉罗替尼,该药具有更高的有效率,可以通过血脑屏障,对于已有脑转移的患者,其客观缓解率仍可达 50%。此外,恩曲替尼还被批准用于 ROS1 阳性的晚期非小细胞肺癌的治疗研究显示, 恩曲替尼能够克服克唑替尼的耐药性。

Ⅲ▶ BRAF 突变及其致癌机制是什么?

MAPK 信号通路是经典下游通路之一, 主要由 RAS、RAF、MEK、ERK 等蛋白激酶组成。BRAF 是 RAF 家族激酶的一员,是下游 MAPK 信号通路中的最强激活剂。BRAF 在人体肿瘤中大约有 8% 的突变率,其中 80% 以上为 V600E 突变,这一突变发生时,第 600 位的缬氨酸被谷氨酸替代,BRAF 蛋白处于持续激活状态, 从而引起 MAPK 信号通路异常活化,促进肿瘤细胞增殖、浸润及转移。

Ⅲ▶ BRAF 突变在各大肿瘤中的发生率是多少?

BRAF 突变在黑色素瘤中的比例占 70%～80%,在非小细胞肺癌中的占比为 2%～4%,在晚期肠癌中的占比为 7%～8%。BRAF 基因作为肺癌和肠癌靶向用药推荐检测基因被列入 NCCN 指南。

Ⅲ▶ 已上市的 BRAF 抑制剂有哪些? 其临床适应证有哪些?

BRAF 抑制剂达拉菲尼在 2013 年 5 月被 FDA 批准用于 BRAF V600E 基因突变的恶性黑色素瘤的治疗。

曲美替尼,一种 KRAS/MEK 抑制剂,被 FDA 批准用于单药治疗携带BRAFV600E/K 突变的晚期黑色素瘤的治疗。

维罗非尼是一种高选择性 BRAF 抑制剂,高度特异性地作用于 BRAF V600E 突变位点。该药于 2011 年在美国上市,获批用于具有 BRAF V600E 基因突变体不可切除或转移性黑色素瘤的治疗。

▮▶ JAK–STAT 信号通路是什么？

JAK–STAT 信号通路由 3 个成分组成，即酪氨酸激酶相关受体、酪氨酸激酶 JAK 和转录因子 STAT。许多生长因子和细胞因子经此通路传递信号，它们的受体即酪氨酸激酶受体本身并无激酶活性，但胞内段具有酪氨酸激酶 JAK 的结合位点。受体与配体结合后，通过与之相结合的 JAK 的活化来磷酸化各种靶蛋白的酪氨酸残基，以实现信号从胞外到胞内的转递。

JAK–STAT 信号通路参与的肿瘤性疾病主要涉及骨髓纤维化、真性红细胞增多症及原发性血小板增多症。另外，JAK 分子自身突变也会导致急性骨髓细胞性白血病（AML）、急性淋巴细胞性白血病（ALL）、乳腺导管癌、非小细胞肺癌等。

▮▶ JAK 抑制剂鲁索利替尼的临床适应证有哪些？

鲁索利替尼是一种口服 JAK1 和 JAK2 酪氨酸激酶抑制剂，被 FDA 批准用于真性红细胞增多症及骨髓纤维化（一种骨髓增生性肿瘤）的治疗。鲁索替尼最常见的血液学不良反应（发生率 >20%）是血小板计数减少和贫血，常见的非血液学不良反应（发生率 >10%）包括眩晕和头痛。使用鲁索替尼前要确认严重感染已获得控制。

▮▶ PI3K 信号通路在肿瘤中的作用是什么？

PI3K（磷脂酰肌醇 3- 激酶）是一类特异性催化磷脂酰肌醇磷酸化的激酶家族，是 PI3K-Akt-mTOR 信号通路的重要组成部分。PI3K 信号通路是细胞内非常重要的信号传导途径，该通路在人体多种肿瘤中均发生异常。我们前面所提及的 EGFR、ALK、ROS1 等基因突变，均可引起 PI3K 信号通路的异常激活，导致细胞恶性转化，并促进肿瘤细胞增殖及转移。PI3K 作为该通路中的中坚分子，也成为抑制肿瘤的一个靶点。

▐▶ 哪些 PI3K 抑制剂获批用于肿瘤治疗？

Aliqopa：2017 年 9 月，FDA 批准用于治疗复发性滤泡性淋巴瘤患者；2018 年 9 月，FDA 批准用于经至少两次治疗的复发或难治性慢性淋巴细胞白血病 / 小淋巴细胞淋巴瘤成年患者；2019 年 5 月，FDA 批准用于已接受过两种疗法的复发性边缘区淋巴瘤的治疗。

Piqray：特异性 PI3K 抑制剂，2019 年 5 月被 FDA 批准联合法氟维司群联合用于 HR 阳性、HER2 阴性、PIK3CA 突变的晚期或转移性乳腺癌的治疗。

▐▶ mTOR 与肿瘤的关系是什么？

mTOR 是 PI3K 通路的下游效应物，是一种高度保守的丝氨酸 / 苏氨酸蛋白激酶。它通过作用于其他激酶来调节细胞的生长与增殖。mTOR 在体内以 mTORC1 和 mTORC2 两种复合物的形式存在。其中，mTORC1 对雷帕霉素敏感，mTORC2 对雷帕霉素不敏感。mTOR 信号通路过度激活与恶性肿瘤的发生密切相关，在目前已知的肿瘤类型中，约半数存在 mTOR 异常激活，其在乳腺癌中的发生率约达 70%。

▐▶ 已上市的 mTOR 抑制剂有哪些？

mTOR 抑制剂分为两大类：①天然大环内酯类抗生素雷帕霉素及其衍生物。雷帕霉素又称西罗莫司，最初被认为具有抗真菌和免疫抑制作用，20 世纪 80 年代被发现有抗肿瘤活性，但雷帕霉素水溶性差、生物利用率低，为了克服这些缺点，一系列衍生物相继被开发出来。目前被 FDA 批准上市的 mTOR 抑制剂包括雷帕霉素和雷帕霉素衍生物如依维莫司、替西罗莫司和 Ridaforolimus。②作用于蛋白激酶 ATP 结合区的小分子抑制剂。

▮▶ 依维莫司的作用机制是什么？临床适应证有哪些？

依维莫司是我国批准上市的治疗肿瘤的唯一 mTOR 抑制剂，又称飞尼妥。依维莫司可与 FKBP-12 结合，抑制 mTOR 激酶激活，此外，抑制缺氧诱导因子和血管内皮生长因子的表达，实现抗肿瘤作用。依维莫司获批用于下列疾病的治疗：经一线舒尼替尼或索拉非尼治疗失败的晚期肾细胞癌；伴有结节性硬化症的室管膜下巨细胞星形细胞瘤；晚期胰腺神经内分泌瘤；ER 阳性、HER2 阴性的绝经后晚期乳腺癌。

▮▶ 什么是 BTK？其对于疾病的意义是什么？

BTK 即布鲁顿酪氨酸激酶，是非受体蛋白酪氨酸激酶 Tec 家族的成员，是 B 细胞抗原受体信号通路中的关键激酶，与 B 细胞的增殖、分化及凋亡密切相关，主要表达于 B 细胞及髓细胞。BTK 在信号传导中起着"承前启后"的作用。当细胞膜上的受体接受配体的刺激后，膜上的受体募集信号转导激酶 PI3K，磷酸化的 PI3K 将膜上的 PIP2 转化为第二信使PIP3，而 PIP3 结合到 BTK，然后将信号层层下传。因此，BTK 作为靶点，在 B 细胞恶性肿瘤的治疗和自身免疫性疾病如类风湿性关节炎、系统性红斑狼疮等的治疗中具有重要意义。

▮▶ 哪些 BTK 抑制剂用于肿瘤性疾病的治疗？

第一代 BTK 抑制剂依鲁替尼，又译为伊布替尼，自 2013 年 11 月起至今获 FDA 批准以下适应证：套细胞淋巴瘤、慢性淋巴细胞白血病、华氏巨球蛋白血症（一种始于人体免疫系统的罕见癌症）、小淋巴细胞性淋巴瘤、慢性移植物抗宿主病、边缘区淋巴瘤等。

第二代 BTK 抑制剂阿卡拉布替尼于 2017 年 10 月获FDA 批准用于套细胞淋巴瘤的治疗，其比依鲁替尼更具选择性和安全性，可改善第一代药物的"脱靶效应"。泽布替尼在慢性淋巴细胞性白血病、套细胞淋巴瘤和华氏巨球蛋白血症中展现了良好的疗效,2019 年 1 月获 FDA 授予的突破性疗法认定。

▌▶ RANK 与肿瘤发生是怎样的关系?

NF-κB 信号通路是经典信号通路,与炎症、肿瘤、自身免疫性疾病等均有着密切关系。RANK 是该通路关键成员 NF-κB 的受体活化因子,其配体也称为骨保护素配体,是破骨细胞引起骨破坏的关键介质,在骨质疏松症、类风湿性关节炎等多种骨病中均有过量产生。

▌▶ BTK 抑制剂地诺单抗的作用机制是什么?临床适应证有哪些?

RANK 抑制剂地诺单抗于 2010 年被 FDA 批准用于多发性骨髓瘤以及乳腺癌、肺癌、肾癌、直肠癌、胰腺癌、胃癌、结肠癌、卵巢癌等多种实体肿瘤,因上述肿瘤容易发生骨转移,该抗体主要用于预防或延缓相关事件的发生。此外,其获准用于不可切除的或手术切除会导致严重并发症的成人或骨成熟青少年骨巨细胞瘤的治疗。由于该抗体能引起低钙血症(发生率为 18%),因此被禁止用于治疗已有低钙血症的患者。

▌▶ 周期蛋白依赖性激酶(CDK)与肿瘤发生的关系是怎样的?

CDK 是细胞周期调控机制的核心部分,通过与细胞周期蛋白形成复合物磷酸化 Rb 蛋白,释放转录因子 E2F,使细胞进入 S 期。CDK4/6 过表达可导致细胞增殖失控。

▌▶ CDK 抑制剂的作用机制是什么?临床适应证有哪些?

CDK4/6 抑制剂通过抑制 CyclinD1-CDK4/6 复合物的形成,使细胞阻滞在 G1 期而抑制肿瘤增殖。长期以来,CDK 被认为是肿瘤的一个重要靶点,但因缺乏特异性,不良反应较大。目前,FDA 已批准 3 种 CDK4/6

抑制剂上市，主要用于治疗晚期 HR 阳性 /HER2 阴性乳腺癌的治疗，包括瑞博西尼、玻玛西尼和帕博西尼。2018 年，帕博西尼在我国上市。

血管生成与肿瘤的关系是怎样的？

在肿瘤微环境中，肿瘤细胞绝非孤立的存在，它驯化了一批细胞充当自己的帮凶，其中就有血管内皮细胞。离开了血管内皮细胞，肿瘤就不会长大。瘤体内的血管为瘤细胞提供氧和营养物质，同时，也成为抗癌药物的必经之路。如何限制肿瘤血管的规模，又如何让它们为抗癌药物带路，已成为靶向治疗研究的热点。

抗血管生成对于肿瘤治疗的意义是什么？

肿瘤细胞增殖依赖于血管生成。肿瘤血管的生成机制目前尚不十分明确，这是一个由肿瘤细胞、血管内皮细胞、骨髓源性造血干细胞等多种细胞参与的复杂过程，涉及 VEGF/VEGFR、NOTCH/Dll4、PDGF-B/PDGFRβ、Angiopoietin/Tie-2、TGF-β_1 等多种信号通路。

抗肿瘤血管生成对于肿瘤治疗的意义在于抑制和破坏肿瘤血管生成，可以阻止肿瘤生长和转移。关于抗血管治疗，传统观点认为，抗血管药物可以断掉肿瘤细胞的"粮草"，使其因营养缺乏而"饿死"。基于临床实践，Jain 提出了血管正常化理论：合理利用抗血管药物，可以在血管消退前使肿瘤血管趋于正常，更有效地将氧和药物运输到肿瘤内，从而提高放射治疗和化学治疗的敏感性。

用于抗血管生成的药物有哪些？

用于抗血管生成的药物有：VEGF 单克隆抗体贝伐珠单抗；VEGFR-2 的特异性抗体雷莫芦单抗；重组人血管内皮抑制素注射液、抗血管生成靶向药物恩度；多靶点小分子靶向药物，如安罗替尼、瑞格非尼、舒尼替尼、凡德他尼、索拉非尼、阿帕替尼、帕唑帕尼等。

▐▐▶ 贝伐珠单抗的作用机制是什么？临床适应证有哪些？

贝伐珠单抗是一种重组的人类单克隆 IgG 抗体，通过与 VEGFR 特异性结合，阻断 VEGF 的生物学效应，进而抑制肿瘤血管生成。2004 年获 FDA 批准上市，目前主要以联合用药方式用于下列肿瘤的治疗：转移性结直肠癌、晚期非小细胞肺癌、成人复发性胶质母细胞瘤、转移性肾细胞癌、宫颈癌、卵巢上皮性癌、输卵管癌、原发性腹膜癌等。

▐▐▶ 雷莫芦单抗的作用机制是什么？临床适应证有哪些？

雷莫芦单抗，一种完全人源化单克隆 IgG1 抗体，VEGFR-2 的特异性抗体，抑制 VEGF 对内皮细胞增殖和迁移的刺激作用。雷莫芦单抗被 FDA 及欧盟药品监管局批准用于下列肿瘤的二线治疗：晚期胃癌、胃食管交界腺癌、非小细胞肺癌和结直肠癌。

▐▐▶ 恩度的作用机制是什么？临床适应证有哪些？

恩度是国产重组人血管内皮抑制素注射液，可抑制血管生成，在国内上市，获准用于晚期非小细胞肺癌的治疗。

▐▐▶ 兼具肿瘤与血管抑制作用的小分子多靶点药物的作用机制是什么？

多靶点药物，顾名思义，就是作用于多个信号通路的靶向药物，VEGFR、PDGFR 等靶点主要分布在血管内皮细胞上，RAF、c-kit 等靶点则分布在肿瘤细胞上，表明这些兼具肿瘤与血管抑制作用的小分子多靶点药物的靶点不再局限于肿瘤细胞，也能靶向血管内皮细胞，具有双重抑制作用。

■▶ **索拉非尼的作用机制是什么？临床适应证有哪些？**

索拉非尼是目前世界上第一个被批准应用于临床的多靶点的靶向药物。它既可阻断 RAS-MAPK 信号通路，抑制肿瘤细胞增殖，又能干扰 VEGF 和 PDGF 信号通路，起到抗血管生成作用。其先后获 FDA 批准用于转移性肾细胞癌、晚期肝细胞癌和放射性碘治疗抵抗的中晚期分化型甲状腺癌患者的治疗。

■▶ **瑞格非尼的作用机制是什么？临床适应证有哪些？**

瑞格非尼的靶点既包括 VEGFR-1、VEGFR-2、VEGFR-3、Tie-2，又可覆盖 c-kit、RET、C-RAF、BRAF、p38 等。其已被批准用于经标准治疗后出现进展的转移性结直肠癌的治疗，经伊马替尼、舒尼替尼治疗无效的晚期胃肠道间质瘤的治疗，以及晚期肝细胞肝癌患者的二线治疗。

■▶ **舒尼替尼的临床适应证有哪些？**

舒尼替尼又名索坦，已先后被批准用于不能手术的晚期肾细胞癌和格列卫治疗失败或不能耐受的胃肠道间质瘤的治疗、肾细胞癌术后的辅助治疗和晚期胰腺神经内分泌肿瘤的治疗。

■▶ **凡德他尼的临床适应证有哪些？**

凡德他尼为多靶点药物，对 RET 突变蛋白表现出较强的亲和力，甲状腺髓样癌起源于甲状腺 C 细胞或滤泡旁细胞，由于滤泡旁细胞无法摄取碘，所以对 ^{131}I 治疗效果不佳，RET 突变比率较高。2011 年，FDA 批准凡德替尼用于 RET 阳性甲状腺髓样癌的治疗。

▐▶ 卡博替尼的临床适应证有哪些？

卡博替尼有很多适应证，包括甲状腺髓样癌、既往接受过抗血管生成治疗的晚期肾癌患者、一线治疗晚期肾癌患者和复治的晚期肝细胞癌。

▐▶ 乐伐替尼的临床适应证有哪些？

乐伐替尼覆盖的靶点包括 VEGFR-1、VEGFR-2、VEGFR-3、FGFR1-4、PDGFR-β、KIT、RET 等。研究认为，对于碘难治性未分化型甲状腺癌而言，乐伐替尼遏制肿瘤增殖的能力优于索拉菲尼，于 2015 年获批用于甲状腺癌的治疗和对于凡德他尼和卡博替尼不能耐受的甲状腺髓样癌的治疗。2017 年，乐伐替尼单药被批准用于肝癌的一线治疗。

▐▶ 帕唑帕尼的作用机制是什么？临床适应证有哪些？

帕唑帕尼是具有双重抑制作用的多靶点药物，其靶点涵盖 VEGFR1-3、PDGFR-α、PDGFR-β、KIT、Lck 等。2009 年，帕唑帕尼被批准用于治疗进展期肾细胞癌的治疗。2012 年，该药获批用于化学治疗后进展的软组织肉瘤（除外胃肠道间质瘤和脂肪肉瘤）的治疗。

▐▶ 阿西替尼的临床适应证有哪些？

阿西替尼是一种小分子吲唑衍生物，属于二代 VEGFR 抑制剂。2012 年 1 月，FDA 批准阿西替尼用于其他药物无效的晚期肾癌的治疗。

一项临床研究表明，阿西替尼联合 PD-1 单抗 Keytruda 治疗肾癌，较单药舒尼替尼显示出更长的生存期和更高的客观缓解率。2019 年 4 月 22 日，FDA 批准阿西替尼联合 Keytruda 用于晚期肾癌的一线治疗。

▶ 阿帕替尼的作用机制是什么？临床适应证有哪些？

阿帕替尼是我国自主研发的多靶点药物，其所覆盖的靶点包括 VEGFR-1、VEGFR-2、VEGFR-3、PDGFR-β、c-kit、FGFR-1 和 FLT-3。2014 年 10 月，阿帕替尼获国家食品药品监督管理总局（CFDA，现为国家市场监督管理总局）批准上市，商品名为"艾坦"，其获批用于晚期胃或胃－食管结合部腺癌的三线及以后的治疗。

▶ 阿帕替尼的临床使用注意事项有哪些？

出现下列情况时禁止使用阿帕替尼：对阿帕替尼任何成分过敏；活动性出血、溃疡、肠穿孔、肠梗阻、大手术后 30 天内；药物难以控制的高血压；重度肝肾功能不全及心功能不全；有出血倾向。

▶ 安罗替尼的作用机制是什么？临床适应证有哪些？

安罗替尼是我国正大天晴药业集团研发的多靶点药物，其靶点包括 VEGFR、PDGFR、c-kit、FGFR 等。2018 年，国家食品药品监督管理总局（现为国家市场监督管理总局）批准安罗替尼用于晚期非小细胞肺癌患者的三线治疗。2019 年，安罗替尼获批用于软组织肉瘤的治疗，具体可用于腺泡状软组织肉瘤、透明细胞肉瘤和既往至少接受过含蒽环类化学治疗方案治疗后进展或复发的其他晚期软组织肉瘤的治疗。

▶ 尼达尼布的作用机制是什么？临床适应证有哪些？

尼达尼布在 2014 年被 FDA 批准用于特发性肺纤维化的治疗，近年来，其在抗癌方面的价值逐渐得到挖掘。2014 年 9 月，欧洲药物委员会批准其联合多西他赛，用于非小细胞肺癌的二线治疗。

第四章

免疫靶向药物

▐▶ 什么是免疫靶向药物?

免疫靶向药物就是针对发生肿瘤的患者体内免疫过程中某一阶段或者某几个关键的免疫分子、免疫细胞周围的支持细胞等来增强或者抑制免疫功能的药物。传统意义上的免疫治疗主要包括主动性免疫治疗、过继性免疫治疗、癌症疫苗、细胞因子等,但在大多数肿瘤中并未取得明确的临床疗效。近年来,免疫检查点抑制剂药物和嵌合抗原受体 T 细胞免疫治疗为多种恶性肿瘤的临床治疗困境带来了革命性突破,刷新了人们对免疫治疗的认识,给广大肿瘤患者带来了治愈的希望。

▐▶ T 细胞如何抗肿瘤细胞?

在人体的抗肿瘤免疫中,以 T 细胞为主的免疫细胞是对抗肿瘤的生力军,具有强大的杀灭肿瘤细胞的功能,就像战争中的地面部队一样,厮杀在抗肿瘤的第一线。如果 T 细胞不能发现肿瘤细胞,或者 T 细胞武装得不够强大,甚至已经被武装的 T 细胞束缚住了手脚,都不可能发挥杀灭肿瘤的功能。目前,作为"抗癌明星"的免疫治疗药物都是围绕着 T 细胞来做文章的。

T 细胞发现肿瘤细胞的过程称为肿瘤抗原识别、加工和提呈。肿瘤细胞作为身体的敌人,需要被免疫细胞侦察和发现,如果肿瘤细胞善于隐身或者伪装,就可能逃脱免疫系统的监视而胡作非为。一旦肿瘤细胞的信号被免疫系统捕捉到,通过称为抗原提呈细胞的免疫细胞对肿瘤细胞提供的信号真伪加以甄别、处理敌情信号,然后再向更高层的 T 细胞"汇报"。T 细胞收到千真万确的敌情信号后,马上进行战斗动员,开始 T 细胞的活化过程。T 细胞分化为几个小分队,其中武装小分队称为"细胞毒性 T 细胞",这可是对肿瘤细胞产生绝对杀伤力的最重要的免疫细胞。因此,细胞毒性 T 细胞类似于抗肿瘤免疫的终极武器,不到关键时刻不能登场,机体对它的激活还有最后一道防守线,我们称之为 T 细胞活化的协同刺激信号,主要是为了避免 T 细胞"不分敌我"而"误伤自己人"。

▶ 细胞毒性 T 淋巴细胞相关蛋白 4(CTLA-4)靶点的作用是什么?

T 细胞表面一种被称为 CD28 的分子和抗原提呈细胞的 CD80/86 结合之后,激活 T 细胞功能,但如果不对这个过程加以调节,而是由自身免疫系统激活,将造成组织或器官的损害。在体内,有一种天然蛋白与 CD28 分子竞争性地和 CD80/86 结合,这种蛋白被称为细胞毒性 T 淋巴细胞相关蛋白 4(CTLA-4)。CTLA-4 和 CD80/86 结合,不仅不能使 T 细胞发挥作用,而且能中止激活的 T 细胞反应,其目的就是使得 T 细胞的活化有序而精确,处于可控状态。

▶ 程序性死亡蛋白-1(PD-1 蛋白)靶点的作用是什么?

T 细胞表达一种特殊的蛋白——程序性死亡蛋白 -1(PD-1 蛋白),通过和它的配体蛋白 PD-L1 和 PD-L2 结合,发挥和 CTLA-4 蛋白相类似的功能来抑制已激活的 T 细胞功能。因此,这个 T 细胞活化的关键过程称为免疫检查点,它也是机体保护自身不受免疫系统伤害的重要卡点,对活化的免疫细胞快速"狂奔"的免疫功能起到"刹车"作用。

▶ 何谓免疫检查点抑制剂?

肿瘤细胞是非常狡猾的,它有许多逃脱身体免疫系统功能的手段,增强免疫检查点对免疫细胞的抑制作用是其中之一,通过过度表达 CTLA-4 和 PD-1 的配体蛋白 PD-L1,就是惯用手法。在许多类型的肿瘤(例如,肺癌、胃癌、乳腺癌等)中都可以发现 PD-L1 的高表达。免疫检查点抑制剂就是通过阻断这两种抑制 T 细胞活性的信号蛋白,松开免疫细胞的"刹车",重新激活 T 细胞的抗肿瘤功能,起到免疫清除肿瘤细胞的作用。

▮▶ 何谓 CAR-T 疗法？

嵌合抗原受体 T 细胞免疫治疗是一种过继性的免疫细胞治疗，即俗称的 CAR-T 疗法。它是首先分离血液中的 T 细胞，然后在体外通过基因工程技术，把肿瘤嵌合抗原受体装配到 T 细胞中，把普通的"战士"改造成特异性识别肿瘤细胞的"超级战士"，并进行大量扩增后回输体内，这样一来，CAR-T 细胞就成为集发现敌情信号和快速武装于一体的超级 T 细胞，在体内能最大限度地发挥抗肿瘤效应。

▮▶ 目前已经上市用于肿瘤治疗的免疫检查点抑制剂类药物有哪些？

目前已经上市用于肿瘤治疗的免疫检查点抑制剂类药物主要包括两大类：一类是抗 CTLA-4 单抗，以伊匹木单抗为代表；另一类是抗 PD-L1 单抗，包括纳武单抗（欧狄沃®）、帕博利珠单抗（可瑞达®），以及国内研发生产的特瑞普利单抗（拓益®）、卡瑞利珠单抗（艾瑞卡®）和信迪利单抗（达伯舒®），还有在国外上市的抗 PD-L1 单抗，例如阿特珠单抗（俗称的"T"药，Tecentriq™）、德瓦鲁单抗（Imfinzi™）、阿韦鲁单抗（Bavencio®）等。

▮▶ 各种不同的免疫治疗药物主要区别在哪儿？

不同的免疫治疗药物其差别主要有 3 个方面，包括药物的作用机制、肿瘤类型及疗效和药物的副作用。

▮▶ 抗 CTLA-4 单抗的作用机制是什么？

抗 CTLA-4 单抗主要是结合表达在激活的 T 细胞和调节 T 细胞上的 CTLA-4，从而阻止 T 细胞抑制信号产生，增强特异性抗肿瘤的免疫反应。

▐▶ 抗 PD-1 抗体的作用机制是什么？

抗 PD-1 抗体通过结合 T 细胞表面的 PD-1，解除 PD-L1 或 PD-L2 结合 PD-1 产生的活化 T 细胞抑制信号。抗 PD-L1 抗体则只能阻断 PD-L1 和 PD-1 的结合。

▐▶ 进口和国产的免疫治疗药物有区别吗？

尽管各种免疫治疗药物基于相类似的作用机制，但是因为现在的免疫治疗药物都是大分子的蛋白类制品，而蛋白的结构是非常复杂的，因此，每种免疫治疗药物在结构上会存在不同，可能也会导致类似作用机制的免疫治疗药物在临床疗效和药物毒性方面存在差别。目前，进口或者国产的免疫治疗药物的区别不在于国内的免疫治疗药物是进口的仿制品，国产和进口的免疫治疗药物是同步发展的，无论是进口的还是国产的免疫治疗药物，都经过严格的临床试验证实了临床疗效和药物毒性。目前，每种免疫治疗药物的临床验证是在不同的肿瘤类型和不同的治疗阶段进行的，因此，在临床应用中需要注意不同的免疫治疗药物应用的筛选条件、不同的临床情况和联合用药。

▐▶ 同为抗 PD-1 抗体，不同厂家产品的疗效有区别吗？

即使是相同的 PD-1 抑制剂，存在不同的抗 PD-1 抗体和不同的 PD-1 结合位点，因此，有可能导致疗效的差别。不同的免疫治疗药物在临床研发的过程中，通过开展不同肿瘤类型的临床研究进行药物注册，在药品说明书上标注的适应证是严格按照临床研究的结果批准的，因此，每种药物是不尽相同的。故在临床应用中，不能简单地认为药物的作用机制类似而进行简单的换用。例如，在治疗转移性非小细胞肺癌时，有的抗 PD-1 药物可以对初治一线的患者应用，而有的则只能在二、三线治疗中使用，这是因为后者在一线治疗中未能证明其疗效的优越性。

▮▶ 不同免疫检查点抑制剂的副作用有区别吗？

作用机制不同很有可能导致药物的副作用不同。总体而言，抗PD-1抗体产生药物副作用的比例低于抗CTLA-4单抗。皮肤副作用包括皮疹和瘙痒，是免疫治疗药物最常见的副作用，有些抗PD-1抗体还可以引起反应性皮肤毛细血管增生症。此外，在不同的肿瘤类型中，副作用还可以有明显的不同，例如在应用抗PD-1抗体治疗恶性黑色瘤时患者容易出现胃肠道和皮肤反应，而在治疗非小细胞肺癌时患者则易出现免疫治疗相关的肺炎。

▮▶ 哪些肿瘤适用于免疫检查点抑制剂的治疗？

免疫检查点抑制剂通常适用于治疗经过近年来严格设计的大型临床试验验证并获得适应证的肿瘤。目前可用于免疫治疗的肿瘤主要包括以下类型：肺癌、恶性黑色瘤、肾癌、头颈部肿瘤、尿路上皮癌、Merkel细胞癌、霍奇金淋巴瘤、肝细胞癌、PD-L1高表达的食管癌和三阴性乳腺癌；存在蛋白错配修复缺陷（医学上称为dMMR）或微卫星高度不稳定（医学上称为MSI-H）的各种实体肿瘤，包括胃癌、肠癌、胰腺癌、子宫内膜癌等。

▮▶ 所有肿瘤患者都适合接受免疫检查点抑制剂治疗吗？

作为一种精准的治疗方法，免疫治疗并非适用于某种肿瘤类型的所有患者，例如胰腺癌，或者错配修复蛋白功能正常（pMMR）/微卫星稳定（MSS）的肠癌患者单药免疫检查点抑制剂基本无效。因此，在临床应用的过程中，需要充分注意免疫治疗药物应用的必要条件，如果盲目使用，不仅不能带来临床的获益，反而可能产生药物毒性。

▪▷ 不同机制的免疫治疗药物可以联合应用吗？

双免疫治疗联合的模式是免疫治疗领域的热点之一，在一些肿瘤中进行过探索和尝试。PD-1 抗体和 CTLA-4 单抗在 T 细胞活化、肿瘤杀伤等方面作用机制不同且有互补的作用，两者联合应用可以发挥协同抗肿瘤作用，在恶性黑色素瘤、肾细胞癌和 MSI-H 或 dMMR 的转移性肠癌中取得了比较好的疗效。但是，对于不同机制免疫治疗药物的联合仍需要根据不同肿瘤类型和治疗的需求进行慎重选择，对双免疫联合可能带来的毒性反应增加应有充分的认识。

▪▷ 小分子靶向药物表皮生长因子受体（EGFR）酪氨酸激酶抑制剂可以和免疫治疗药物联合应用吗？

厄洛替尼、吉非替尼、阿法替尼属于 EGFR 酪氨酸激酶抑制剂，EGFR 酪氨酸激酶抑制剂阻断信号传导通路，抑制癌细胞分裂生长，但联合免疫药物效果并不理想。对于存在 EGFR、T790M 等驱动基因突变的肺癌，免疫联合酪氨酸激酶抑制剂均无功而返，甚至出现严重的毒性反应，以失败告终。

▪▷ 抗血管生成药物和免疫治疗药物可以联合应用吗？

免疫治疗药物联合抗血管生成药物治疗联合应用具有良好的前景。抗血管生成药物治疗可以使肿瘤血管正常化，进而改善机体的免疫功能。免疫检查点抑制剂通过改变肿瘤的微环境，不仅可以提高机体的免疫功能，同时可以促进肿瘤血管的正常化。已有基础和临床研究数据提示了免疫联合贝伐珠单抗或血管内皮生长因子受体（VEGFR）酪氨酸激酶抑制剂的有效性。例如，标准化学治疗（卡铂 + 紫杉醇）在联合贝伐珠单抗的基础上加用 PD-1 单抗（阿特珠单抗）能显著提高晚期非鳞癌肺癌患者的疗效和生存率。阿韦鲁单抗联合阿昔替尼获批用于晚期肾癌的一线治疗，和标准的靶向治疗相比，有效率翻倍，PFS 延长 60%；帕博利珠单抗联合仑伐替尼用于晚期肝癌治疗的疾病控制率高达93.3%。

▌▶ 化学治疗药物和免疫治疗药物可以联合应用吗?

免疫治疗联合化学治疗是有累加效应的。化学治疗可以破坏免疫抑制性细胞的活性,如调节性T细胞(Treg)、髓样抑制细胞(MDSC)和肿瘤相关巨噬细胞(TAM)。还可以通过诱导肿瘤细胞凋亡、MHC1类分子表达的上调和树突状细胞成熟来促进免疫应答。

在转移性非小细胞肺癌或小细胞肺癌领域,免疫治疗联合化学治疗获得了丰硕的成果,提高了有效率和生存率,是值得推荐的治疗方式。阿特珠单抗联合化学治疗还被推荐用于PD-L1表达阳性的晚期三阴性乳腺癌(激素受体ER、PR以及HER2基因阴性)的治疗,这一疗法也得到了FDA的批准。目前,PD-1单抗联合化学治疗在许多晚期实体瘤中开展临床研究。

并非所有肿瘤都适合免疫治疗联合化学治疗的模式,例如晚期胃癌、胰腺癌等。尚无证据表明PD-1单抗联合化学治疗的疗效优于单纯化学治疗,因此,在选择PD-L1单抗联合全身化学治疗时,一定要考虑这种联合治疗方法是否得到了大规模的临床数据证实,切不可盲目应用,有时得不到1+1>2的临床疗效,反而可能导致化学治疗疗效受损。

▌▶ 放射治疗对免疫治疗的疗效有影响吗?

局部放射治疗可能对免疫治疗具有协同作用。放射治疗能通过释放肿瘤抗原、增强机体抗肿瘤免疫而引起远隔效应,放射范围以外的远处转移灶可能消失或缩小。目前,临床数据证实,对于Ⅲ期不可手术的局部晚期非小细胞肺癌患者,同步放化疗后序贯德瓦鲁单抗作为巩固治疗能明显改善患者的预后,已经成为Ⅲ期不可手术的局部晚期非小细胞肺癌的标准治疗了。

▮▶ 采用免疫治疗前需要做什么样的检测？

从应用免疫治疗的不良反应角度考虑，治疗前应详细了解患者的肿瘤治疗史（放化疗情况）、既往疾病史（是否伴有自身免疫性疾病、有无乙型和丙型肝炎病毒携带、有无人类缺陷型病毒携带、是否接受过造血干细胞移植、是否妊娠等）和日常伴随用药（抗生素和激素的使用情况），对患者的体力状况进行充分评估，通过血常规，肝、肾功能，血糖，血脂，病毒感染情况筛查，甲状腺功能，心肌酶谱，心电图、心脏超声等实验室和器械检查，明确患者的基础脏器功能是否能耐受后续的免疫治疗。

从应用免疫治疗的疗效角度考虑，因为不是所有的肿瘤患者都能从免疫治疗中获益，因此，需要进行疗效预测标志物的检测，如MMR/MST 状态、PD-L1 表达等，以筛选出可能获益的人群。

▮▶ 可以预测的免疫治疗疗效的检测指标有哪几种？

PD-L1 的表达和微卫星高度不稳定是免疫治疗较为明确的疗效预测因素，除此之外，还有很多生物标志物被认为具有潜在的预测免疫治疗疗效的价值，包括但不局限于如下几个：肿瘤突变负荷（TMB）、Teff 基因谱、肿瘤浸润淋巴细胞（TIL）、POLE 基因突变、EB 病毒阳性等。

▮▶ 如何检测 PD-L1 的表达？

在采用不同的 PD-1 单抗和不同的肿瘤治疗中，存在不同的检测方法和结果表达方式。目前常用 PD-L1 表达的指标是 TPS 和 CPS。TPS 被称作肿瘤细胞阳性比例评分，即 PD-L1 表达阳性的肿瘤细胞数占所有肿瘤细胞总数的百分比，以百分数表示；而 CPS 称为联合阳性评分，为 PD-L1 表达阳性的肿瘤细胞数 +PD-L1 阳性的肿瘤相关免疫细胞数，相对于肿瘤细胞数量（至少 100 个）的比值×100，以数值表示，而不是百分数。因此，在应用不同的 PD-L1 单抗治疗时，一定要遵循说明书上规定的适应证和 PD-L1 检测的伴随诊断要求,在进行肿瘤组织 PD-L1 表达检测时,应符合药物应用的要求。

▌▶ 在使用免疫治疗药物的过程中有哪些注意事项?

虽然免疫治疗不同于化学治疗,很少引起严重的恶心、呕吐、脱发等即刻反应,但"是药三分毒",长期用药也会带来一些特殊的免疫相关不良反应,譬如内分泌功能紊乱、皮肤毒性、免疫相关性心肌炎、肺炎、肝炎、胃肠炎等。大多数不良反应比较轻微,但严重、罕见的情况仍有致死的风险。因此,在免疫治疗的过程中,定期随访并监测血象、肝肾功能、甲状腺功能、垂体功能、心肌酶谱等生化指标是很有必要的,甚至包括进行影像学检查。患者在用药期间出现不适也应及时反馈给医生,及早发现、处理,有利于尽快恢复。

▌▶ 什么样的情况下不能采用免疫治疗?

对于存在自身免疫性疾病史并未能得到良好的控制、一般体力状况极差、疾病终末期、基础脏器功能不能耐受治疗的患者不推荐接受免疫治疗。高龄不是免疫治疗的禁忌证,但多数老年患者体力状况较差,且合并其他基础疾病,应充分评估获益风险比。

▌▶ 在免疫治疗前使用过抗生素对疗效有影响吗?

越来越多的研究表明:肠道微生物与机体的免疫功能有着密切的关系,抗生素的使用可能会通过影响肠道微生物而影响免疫治疗的疗效。回顾性临床研究结果显示,免疫治疗前 30 天内接受过抗生素的患者的中位生存期与从未接受过抗生素的患者的中位生存期有较大差异,而且免疫治疗前 30 天内接受过抗生素的患者更容易在免疫治疗期间出现疾病进展或死亡。

虽然肠道微生物与免疫系统的关系尚在研究中,但这一研究结果对临床实践具有一定的启示意义,应严格掌握接受免疫治疗人群抗生素使用的适应证。在免疫治疗过程中,抗生素使用的时间和累积用量必须按照医生的要求正确、规范地使用。

▣▶ 在免疫治疗前使用过激素类药物对疗效有影响吗?

激素类药物,通常指糖皮质激素类药物,有一定的免疫抑制作用。研究表明,患者使用低于 10mg 泼尼松当量的糖皮质激素(地塞米松 0.75mg= 泼尼松 5mg= 甲强龙 4mg= 氢化可的松 20mg= 可的松 25mg= 倍他米松 0.8mg),可认为不会明显影响免疫治疗效果,因为这个低剂量被认为是在生理性肾上腺替代治疗的范围内。但是,使用多于 10mg 泼尼松当量的糖皮质激素,对免疫治疗有较明显的不利影响,使用激素距离应用免疫治疗越近疗效越差。很多患者,特别是伴有自身免疫系统疾病的患者,都需要采用激素治疗。在肿瘤治疗中,糖皮质激素类药物可预防和缓解化学治疗药物带来的恶心、呕吐等,对癌性疼痛、癌性发热、呼吸困难、食欲缺乏、有症状的脑转移等有一定的治疗作用。因此,在这样的患者中,应充分考虑谨慎使用激素治疗,可以通过替代疗法,尽量减少或避免应用激素,以免影响免疫治疗的疗效。

▣▶ 在免疫治疗过程中或治疗后使用糖皮质激素类药物对疗效有影响吗?

有些患者在免疫治疗的过程中,因为存在合并疾病或出现和免疫治疗相关的药物副作用,需要用糖皮质激素治疗,这是否会对疗效造成影响呢?目前倾向于认为,在免疫治疗中或治疗后应用低于 10mg 泼尼松当量的糖皮质激素不会影响免疫治疗的疗效。当有些患者出现了免疫治疗相关的 3 级或 4 级副作用时,需要通过糖皮质激素治疗不良反应,目前看来对疗效没有太大的影响,不管是免疫治疗的有效率,还是长期生存时间,应用激素与否没有明显的差别。只要严格把握适应证,合理用药,糖皮质激素可以很好地控制治疗带来的不良反应,从而提高患者的生活质量,增强其耐受性。

第五章

靶向治疗的不良反应

分子靶向药物的不良反应 ✐

▮▶ 分子靶向药物有副作用吗？

靶向治疗针对肿瘤细胞与正常细胞之间的差异，将治疗作用或药物效应尽量限定在肿瘤组织内，减少对正常细胞、器官的影响，从而增强疗效。其较传统的化学治疗药物减少了不良反应。分子靶向药物也存在一定的副作用，如果治疗期间出现了不良反应，建议在医生的指导和随访下进行相应的处理。

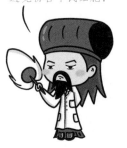

遵命！诸葛医生！

靶向药物士兵尽量消灭所有敌方肿瘤，避免伤害平民细胞！

▮▶ 什么是手足皮肤反应？其特征性表现有哪些？

手足皮肤反应又称为手足综合征或肢端红斑，是多种小分子激酶抑制剂常见的不良反应。手足综合征通常发生于开始口服靶向药物的第 1～6 周内。最初可能出现的手足感觉是迟钝、刺痛或烧灼感，随后在手足出现伴有疼痛的红斑或水疱，在红斑和水疱逐渐消退的过程中，手掌鱼际、足跟、指尖、指／趾间隙等受摩擦部位的皮肤增厚，形成黄色的角化性斑块。皮损在停药或减量 1～2 周内会迅速消失，增厚的角化斑块脱落。手足皮肤反应并不危及生命，但可能严重影响患者的生活质量。

▮▶ 在使用分子靶向药物期间，如何预防手足皮肤反应的发生？

为了降低手足综合征的发生风险，应避免创伤性的活动，减少对皮肤的压迫或摩擦。在治疗过程中要穿宽松舒适的鞋子，穿戴纯棉的手套和袜子。管理手足肿胀，同时配合外用润肤剂、尿素、水杨酸软膏等。如果已经出现手足皮肤反应，建议在医生的指导下，根据病情的严重程度中止、暂停或减量使用药物。

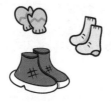

宽松的鞋子、　　　润肤剂、尿素、
纯棉的手套和袜子　水杨酸软膏等

▮▮▶ 在使用分子靶向药物期间出现腹泻怎么办？

腹泻的原因多种多样，可能由药物因素引起，饮食不良、感染等原因也可引起腹泻。首先需要完善相关检查(如便常规、大便球杆比、便培养等)，如明确为与靶向药物相关，对轻度的腹泻可首先调整饮食和生活方式，包括进食足量的水，少食多餐，避免辛辣食物、奶制品等。可适当给予止泻药物(如蒙脱石散、洛哌丁胺、小檗碱等)治疗，避免体重减轻和脱水。如通过以上处理方

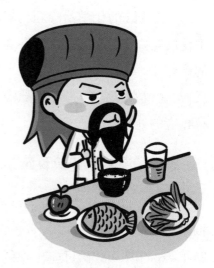

调整饮食和生活方式

式仍然不能改善甚至出现持续重度腹泻，则需要进行药物剂量下调或临时中断治疗，并及时给予补液、生长抑素、抗感染的治疗。

▮▮▶ 在使用分子靶向药物期间出现血小板计数减少怎么办？

用药期间应规律复测血常规，如果出现轻度(Ⅰ级和Ⅱ级)血小板计数减少，恢复正常后可维持原有剂量。如果出现Ⅲ级[$(50 \sim 75) \times 10^9$/L]和Ⅳ级[$(25 \sim 50) \times 10^9$/L]血小板计数减少，若两周内能恢复正常，可降低一个剂量水平后继续给药。若出现Ⅳ级($< 25 \times 10^9$/L)血小板

计数减少,则要永久性停止分子靶向药物治疗。

▮▶ 在使用分子靶向药物期间出现指甲改变怎么办?

对于指甲脱色、褶皱等改变,可不做特殊处理。一旦出现甲沟炎,则可应用金银花水泡足或手,用莫匹罗星(百多邦)、环丙沙星(达维邦)或夫西地酸(立思汀)外涂。

▮▶ 在使用分子靶向药物期间出现甲状腺功能减退怎么办?

在使用分子靶向药物治疗前,建议患者进行基线甲状腺功能检查,若甲状腺功能低下,应给予相应的标准治疗。如果在用药过程中出现乏力、行动和言语缓慢、寒冷不耐受、便秘、体重增加、心动过缓、毛发和皮肤粗糙、面部虚肿、舌增大、声音嘶哑等,应警惕甲状腺功能减退的发生。一般患者还会伴随低钠血症、高脂血症和贫血。可用优甲乐进行替代治疗,每4~6周复查甲状腺功能,调整甲状腺素的剂量。

▮▶ 在使用分子靶向药物期间出现乏力怎么办?

乏力是一种非特异性症状,并非仅由药物不良反应造成,应注意鉴别乏力的原因,比如甲状腺功能减退,中枢或者周围神经肌肉病变、疼痛、疾病进展等。轻度乏力通常无须调整剂量,如严重不适(影响日常生活活动),则应减量或停药,针对病因对症处理。

▮▶ 在口服分子靶向药物期间出现恶心、呕吐怎么办?

在口服靶向药物期间有可能出现恶心和呕吐,如果程度轻微,一般无须做任何处理,或用饮食调节的方法加以处理,如清淡饮食,避免油腻食物,多进偏酸饮食、果汁、麦片粥等。必要时可

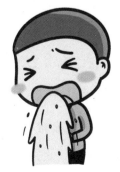

服用靶向药物期间
出现恶心和呕吐症状

以口服止吐药物。如果出现严重呕吐,则建议及时就诊,防止水和电解质过度丢失。

▐▶ 在口服小分子靶向药物期间需要定期监测哪些指标?

口服靶向药物的患者大多长期在家中接受药物治疗,但仍需要定期的门诊随访,监测相关不良反应,如血压、血常规、血生化等。

▐▶ 在口服小分子靶向药物期间为何要定期监测血压?

特别是针对抗血管生成的口服分子靶向药物,由于其可能引起血压升高,口服期间需要每日监测血压情况,尤其是老年患者和有高血压病史的患者。

▐▶ 在口服小分子靶向药物期间为何要定期检查血常规?

虽然多数小分子靶向药物对血象的影响较小,但部分患者仍可能出现贫血、血小板减少、白细胞减少的不良反应,因此,在进行治疗时建议定期检查血常规。

▐▶ 在口服小分子靶向药物期间如何监测肝肾功能?

在进行小分子靶向药物治疗前需要进行肝功能(ALT/AST、胆红素)、肾功能(肌酐、尿素氮)检查,并在治疗开始的 2 个月内严密监测(至少 2 周 1 次),以后至少每月定期监测 1 次。

▐▶ 在使用分子靶向药物期间为何要监测离子水平、甲状腺功能、淀粉酶、脂肪酶等血生化指标?

研究发现,多种小分子靶向药物与电解质异常(包括低磷酸血症、低钙血症、低钠血症及低钾血症)及代谢异常(包括促甲状腺激素、脂肪酶及淀粉酶升高)的发生率升高有关。这些异常一般为轻度至中度,并无临床表现,且通常不需要中断给药或降低剂量。但建议在靶向药物治疗期间监测以上检查。如果出现持续或反复的显著异常,应考虑中断给药或减少剂量,或永久性停止相应的靶向治疗。

▌▶ 使用抗血管生成靶向药物通常会有什么样的不良反应?

抗血管生成药物常见的不良反应有高血压、蛋白尿、血栓形成、出血、胃肠穿孔等。因此,在药物使用期间,须加强血压监测,定期监测凝血常规、尿常规等。

▌▶ 使用抗血管生成药物的高危人群有哪些?

在使用抗血管生成药物前,应参照适应证,对高危人群进行筛选,若出现高危因素,则属于治疗相对禁忌。常见的高危因素有:①难以控制的高血压;②出现高血压并发症,如脑血管意外等;③肾病综合征;④尿常规显示尿蛋白 2+;⑤曾发生血栓栓塞者,或虽未发生过栓塞,但年龄超过 65 岁;⑥近期做过大手术;⑦房颤;⑧有血管支架植入史;⑨伴有空洞、中央型鳞癌等高出血风险;⑩有消化性溃疡史或者曾经消化道出血;⑪长期大量使用抗凝药物等。因贝伐珠单抗及恩度均获准用于晚期非小细胞肺癌的治疗,但肺鳞癌多为中央型,而且容易出现空洞坏死,若再出现咯血症状,则不考虑使用抗血管生成药物。

▌▶ 若已使用抗血管生成药物,出现哪些情况须永久停药?

使用抗血管生成药物后,出现下列情况之一者须永久停药:①高血压治疗 1 个月仍未控制;②发生高血压危象;③尿蛋白 2+ 及以上,24 小时尿蛋白 >2g,持续时间超过 3 个月;④肾病综合征 24 小时蛋白尿水平 >3.5g,且经治疗难以恢复;⑤发生任何级别的动脉血栓事件;⑥发生 4 级静脉血栓栓塞,经治疗疗效不佳;⑦严重血栓事件但抗凝效果不佳,并再次栓塞等。

▐▶ 在使用抗血管生成药物期间出现高血压怎么办?

首先,应该在使用抗血管生成药物前明确基础血压,用药前有高血压病史的患者应先控制血压再用药。血压正常的患者不推荐预防性降压治疗。在治疗期间应定期监测血压,一般出现高血压时,可给予以下标准药物进行治疗:①血管紧张素转换酶抑制剂(ACEI)卡托普利和缬沙坦;②钙离子拮抗剂(CCB)硝苯地平缓释片;③利尿剂氢氯噻嗪;④受体阻滞剂阿替洛尔。当然,如有征兆应及时主动去门诊就诊,请医生决定用何种药物治疗。此外,提倡健康的生活方式也有利于控制血压,如适当运动、控制体重、限制饮酒、减少钠盐、合理膳食等。当然,严重的高血压需要减量或者永久停用药物。

▐▶ 哪些高出血风险患者需要慎重考虑抗血管生成药物的使用?

对于具有高出血风险的患者,应慎用针对抗血管生成信号通路的分子靶向药物,如贝伐珠单抗、瑞戈非尼、阿帕替尼等。这类患者包括:凝血功能异常、具有出血倾向的患者;存在大出血风险的临床情况,如肿瘤侵犯大血管的患者;胃部存在活动性消化性溃疡病灶、大便隐血(2+)者;3个月内有黑便和(或)呕血病史的患者。

▐▶ 在使用抗血管生成药物用药期间如何防范大出血?

用药期间应严密监测凝血酶原时间和国际标准化比率,关注患者是否发生出血倾向及有关症状,一旦发现,请及时就诊,专科医生会处理相关出血。如果在小分子多激酶抑制剂的用药过程中需要进行手术,应在预定手术前中断用药直至伤口完全愈合。使用贝伐珠单抗的患者需要停药4~6周再进行手术。

▶ 为什么在使用抗血管生成抑制剂期间需要监测尿蛋白？

有 0.7%~38% 的患者在应用抗血管生成靶向治疗期间会出现蛋白尿，尤其是合并高血压的患者。大多数患者不会伴有临床症状，仅仅是在进行尿常规检查时发现尿蛋白阳性，还有少部分尿蛋白较重的患者可能出现尿中泡沫增多或者下肢、眼睑水肿等表现。在用药的最初 2 个月内需要每 2 周检查 1 次尿常规，之后每 4 周检查 1 次。

▶ 尿蛋白阳性还可以继续使用抗血管生成药物治疗吗？

发现尿蛋白阳性时可以继续用药，并继续监测尿蛋白。如果尿蛋白出现 2+ 及以上，则需要进一步完善 24 小时尿蛋白定量，一旦发现 24 小时尿蛋白总量在 2g 以上，则需要暂停靶向药物的使用，直到 24 小时尿蛋白水平恢复到 2g 以下才能继续治疗。但若 24 小时尿蛋白 ≥2g 持续超过 2 个月，则需要终止使用抗血管生成药物，以免造成肾功能损伤。

▶ 有冠心病病史，使用抗血管生成药物安全吗？

临床研究结果表明，抗血管生成药物如瑞戈非尼与心肌缺血和心肌梗死的发生率升高有关。有缺血性心脏病病史的患者应该密切监测心肌缺血的临床症状和体征（如劳力相关心绞痛、胸闷、心悸等），并规律应用冠心病二级预防药物，控制血压、血脂、血糖水平。不建议 6 个月内发生急性心肌梗死或 3 个月内有新发心绞痛症状的患者口服瑞戈非尼。此外，对于用药期间出现心肌缺血和（或）梗死的患者，建议中断瑞戈非尼治疗直至恢复，再由临床医生根据患者个体的情况评估能否重新开始使用瑞戈非尼治疗。

▶ 如果患有高血压，抗血管生成药物需要减量吗？

大约 30% 的患者在服用靶向药物期间可能出现血压升高，并多发生于治疗的第 1 周期。开始靶向治疗前应将血压控制在稳定水平（140/90mmHg，1mmHg=0.133kPa），同时注意低盐饮食、适当运动、减少饮酒等生活方式的调整。治疗上，建议监测血压，并按照心内科临床医生的建议治疗高血压。如果尽管采取足够的医学管理仍出现重度或持久性高血压，经临床医生同意，应暂时中断治疗和（或）减少剂量。

▋▶ 小分子靶向药物相关皮疹该如何处理？

皮疹是小分子靶向药物常见的不良反应，多表现为皮肤干燥、脱色、红斑样改变（面部及四肢为主）或脂溢性皮炎、水疱、脱屑等。皮疹通常出现于治疗开始后的 3~8 周。

为防治皮疹，患者应避免日晒，并规律地进行皮肤护理。建议使用具有防紫外线成分的防晒霜结合物理防晒（帽子、口罩等）。避免搔抓皮肤或使用有刺激性的护肤品，洗浴后可以使用润肤露预防皮肤干燥。皮肤瘙痒者可用尿素软膏、开瑞坦等抗组胺药物对症治疗。若症状进行性加重或合并大面积的皮疹，则建议暂停使用靶向药物，并咨询皮肤科专科医生。在皮肤症状消退后，根据情况，部分患者可开始低剂量地服用靶向药物。

▋▶ 小分子靶向药物可能有哪些口腔不良反应？

小分子激酶抑制剂可导致多种口腔不良反应，包括黏膜炎、口腔溃疡、唇炎及味觉改变，影响患者的进食和生活质量。这些改变均是可逆的，在 2 周的治疗间歇期，症状即可自行消失。为了减轻口腔不良反应，患者饮食中应当尽量避免刺激性的食物或饮料，避免食用过烫或过凉的食物，注意口腔卫生。泛醇含片或软膏可以用于保护口腔黏膜。若出现感染，则推荐局部使用抗生素治疗。

▮▮▮▶ 贝伐珠单抗的常见不良反应有哪些？

贝伐珠单抗的大部分不良反应是由 VEGF（血管内皮生长因子）的正常功能受到抑制引起的，其常见的不良反应包括：①出血。皮肤、黏膜出血的发生率高，约占 50%，但一般较轻微；若是肿瘤相关性出血，如肺咯血、胃肠道出血，则需要特别关注。②高血压。大部分患者（85%）的高血压可以得到控制或改善，而 89% 的患者发生高血压后还可以继续使用贝伐珠单抗。目前并无证据表明贝伐珠单抗引起的高血压用某一类降压药物治疗更好，采用常规降压药物进行治疗即可。③血栓。既往有血栓病史的、年龄 >65 岁的老年患者应注意监测血栓的发生。若患者出现肢体肿胀、疼痛，应考虑血栓的可能性。

▮▮▮▶ 使用贝伐珠单抗后出现腹痛该如何处理？

消化道肿瘤患者出现腹痛的原因十分复杂，需要综合肿瘤因素和药物因素进行分析。在使用贝伐珠单抗期间出现腹部疼痛的患者需要格外警惕胃肠道穿孔。在转移性结直肠癌中，应用贝伐珠单抗期间胃肠道穿孔的发生率最高可达 2%，但严重程度各有不同，严重胃肠道穿孔的病例占所有经贝伐珠单抗治疗患者的 0.2%～1%，虽然比例较低，但可能危及生命。若患者应用贝伐珠单抗后出现了突发的上腹部剧烈疼痛并很快扩散到全腹，甚至伴有发热、腹肌紧张等症状，需要及时就诊，必要时完善腹部 X 线片、腹盆 CT 等检查，明确是否存在消化道穿孔的情况。

▮▮▮▶ 为什么手术前要停用贝伐珠单抗？

贝伐珠单抗是靶向血管内皮生长因子抗体，而血管内皮生长因子是参与组织修复和伤口愈合的重要因子。贝伐珠单抗降低了体内血管内皮生长因子的水平，使得伤口愈合延迟。因此，在手术前 4 周及手术后的6周以内不建议使用贝伐珠单抗，以免引起手术伤口愈合不良、伤口裂开等并发症。但是，如果患者出现梗阻、穿孔等需要急诊手术的情况，即使停药时间不足，也应该由医生详细评价手术可能的获益及风险，判断是否应该进行手术，以免错过最佳的治疗时机，并且密切监测患者术后伤口愈合的情况。

▐▶ 安罗替尼的不良反应有哪些？

安罗替尼通过抑制 VEGFR、PDGFR、FGFR 来抑制肿瘤血管生长，同时通过抑制 c-kit 来抑制肿瘤生长，其不良反应有：①一般身体不适，如乏力、食欲减退、疼痛等；②胃肠道系统症状，如腹泻、口咽疼痛、口腔黏膜炎、呕吐、腹痛、恶心和齿龈疼痛；③手足皮肤反应；④呼吸系统症状，如咳嗽、呼吸困难、声音嘶哑、咯血、咳痰、上呼吸道感染、肺部感染、呼吸衰竭等；⑤心血管系统症状，如高血压、窦性心动过速、心电图 QT 间期延长；⑥神经系统症状，如眩晕；⑦骨骼肌和结缔组织症状，如胸痛、腰肋疼痛和肢体疼痛；⑧肾脏和泌尿系统症状，如蛋白尿、血尿和尿路感染；⑨内分泌系统症状，如甲状腺功能减退；⑩实验室检查，如甘油三酯升高、胆固醇升高、胆红素升高，ALT 升高和 AST 升高。

▐▶ 呋喹替尼的不良反应有哪些？

呋喹替尼是一种小分子血管内皮生长因子受体抑制剂。呋喹替尼常见（发生率≥20%）的药物不良反应为高血压、蛋白尿、手足皮肤反应、发声困难、出血、转氨酶升高、甲状腺功能检查异常、腹痛/腹部不适、口腔黏膜炎、疲乏/乏力、腹泻、感染、血胆红素升高和食欲下降。

▐▶ 阿帕替尼的不良反应有哪些？

阿帕替尼是高度选择性的血管内皮生长因子受体 2 的拮抗剂，能够抑制肿瘤组织新生血管生成，从而起到抗肿瘤的作用，常见的不良反应包括血液学毒性(白细胞减少、粒细胞减少和血小板减少)和非血液学毒性(高血压、蛋白尿、手足皮肤反应、腹泻、乏力等)。其不良反应多在治疗的前一个月发生，大部分患者经过对症治疗或调整药物剂量均能够逐步耐受不良反应,可继续治疗。

▮▶ 瑞戈非尼的常见不良反应有哪些?

在接受瑞戈非尼治疗的患者中,最常见的不良反应为乏力、手足皮肤反应、腹泻、食欲下降及进食减少、高血压、感染、蛋白尿等。另外,还有一些相对少见但严重的不良反应,如肝功能损伤、出血、胃肠道穿孔等。

▮▶ 舒尼替尼的不良反应主要有哪些?

舒尼替尼是一种口服酪氨酸激酶抑制剂，目前应用于胃肠道间质瘤、晚期肾细胞癌和胰腺神经内分泌瘤的治疗,其最常见的不良反应是疲劳、乏力、发热、腹泻、恶心、黏膜炎／口腔炎、呕吐、消化不良、腹痛、便秘、高血压、外周水肿、皮疹、手足综合征、皮肤褪色、皮肤干燥、毛发颜色改变、味觉改变、头痛、背痛、关节疼痛、肢端疼痛、咳嗽、呼吸困难、厌食和出血。其中潜在严重的不良反应包括肝毒性、左心室功能障碍、QT间期延长、出血、高血压、甲状腺功能不全等。

▮▶ 仑伐替尼的不良反应有哪些?

仑伐替尼是一种多靶点受体酪氨酸激酶抑制剂，可以抑制血管内皮生长因素受体、成纤维细胞生长因子受体、血小板源生长因子受体等多个信号通路。和其他的小分子多靶点酪氨酸激酶抑制剂类似,其最常见不良反应包括高血压(45%)、疲乏（44%）、腹泻（39%）、食欲下降（34%）、体重降低（31%）、关节痛／肌痛（31%）、腹痛（30%）、掌跖红肿综合征（27%）、蛋白尿（26%）、出血（25%）、发音困难（24%）、甲状腺功能减退（21%）和恶心（20%）。

▌▶ 阿西替尼的不良反应有哪些?

阿西替尼最常见的不良反应包括腹泻、高血压、疲乏、食欲下降和恶心,其在安全性方面也优于索拉菲尼,但这不是绝对的,FDA 依然警告在应用此药前务必控制好血压。另有报道显示,极少数患者治疗后死于出血。

▌▶ 索拉菲尼的不良反应有哪些?

索拉菲尼是兼具抗肿瘤细胞增殖和抗血管生成作用的多靶点小分子激酶抑制剂,其不良反应与其他多靶点小分子激酶抑制剂类似,主要包括腹泻、手足皮肤反应、出血和皮疹。

▌▶ 卡博替尼的不良反应有哪些?

卡博替尼所致的常见不良反应包括肝酶升高、掌足红肿综合征(PPES)、腹泻、恶心、体重减轻、疲乏、消化道出血、高血压等。

▌▶ 在使用抗 HER2 靶向药物治疗期间为什么要进行心脏功能监测?

曲妥珠单抗等抗 HER2 靶向药物均有心脏毒性,主要表现为左心室射血分数(LVEF)降低、心力衰竭等。因此,患者需要在治疗前及治疗过程中, 每 3 个月进行 1 次心脏超声（或超声心动图）检查来评价 LVEF。当 LVEF 相对治疗前绝对降低≥16%或者 LVEF 低于当地医疗机构的该参数正常值范围且相对治疗前绝对降低≥10%时,应停止使用曲妥珠单抗治疗。对于已出现心脏毒性的患者,在进行积极的相关治疗后,大部分患者的心脏功能可以恢复。在心脏功能恢复后,酌情考虑是否重新开始使用曲妥珠单抗治疗。

▶▶ 合并高血压、冠心病等心脏病史的患者,可以接受曲妥珠单抗治疗吗?

控制良好的高血压、冠心病不是曲妥珠单抗治疗的禁忌证,但对于存在充血性心力衰竭、高危未控制心律失常、心电图显示透壁心肌梗死、控制不佳的高血压患者,不推荐使用曲妥珠单抗治疗。对于存在心脏相关问题的患者,需要咨询专业医生,评价风险和获益,制订治疗决策。

▶▶ 输注曲妥珠单抗出现输液反应该如何应对?

在第一次输注曲妥珠单抗时,大约40%的患者会出现一些输液反应,最常见的表现是寒战和发热,部分患者出现呼吸困难、低血压。对于轻至中度的输液反应,可以暂停输液,症状好转后继续输液或减慢输液速度。发生严重输液反应的患者应考虑永久停药。

▶▶ 帕妥珠单抗的不良反应与曲妥珠单抗相似吗? 有特殊的注意事项吗?

帕妥珠单抗也是一种抗HER2的靶向治疗药物,通常与曲妥珠单抗联合使用。在输注过程中会出现输液反应,处理原则与曲妥珠单抗相似;也会出现心脏毒性,在使用过程中,需要定期进行心脏功能监测。当帕妥珠单抗+曲妥珠单抗和化学治疗一起治疗时,腹泻发生率升高,多为轻至中度,积极处理和治疗后可以缓解,通常不影响继续治疗。

▶▶ 抗体-耦联药物 T-DM1 的常见不良反应是什么?

T-DM1是由曲妥珠单抗和化学治疗药物美登素连接组成的抗体-耦联药物,具有靶向药物和化学治疗药物双重抗肿瘤作用,同时,它既具有曲妥珠单抗的不良反应(输液反应、心脏毒性等),也具有化学治疗药物的不良反应(白细胞减少、血小板下降、贫血、肝毒性等)。因此,每次在进行 T-DM1 治疗前,都要进行血常规和肝肾功能检测。

▮▶ 口服拉帕替尼的主要不良反应有哪些?

口服拉帕替尼的主要不良反应是消化道反应(腹泻和恶心)和皮肤反应(皮肤干燥和皮疹)。

▮▶ 在口服拉帕替尼期间出现皮疹该如何应对?

皮肤反应多数在服药早期出现,常表现为皮肤干燥、脱屑和瘙痒,建议避免皮肤抓挠,保持皮肤清洁,外出时避免强烈日光的照射,皮肤干燥可涂用润肤乳。如出现严重皮疹时,可停止服用拉帕替尼。

▮▶ 在口服拉帕替尼期间出现腹泻该如何处理?

腹泻通常发生在患者初次治疗的 1 周内,并持续 4~5 天,大部分患者症状较轻,腹泻好转后可继续拉帕替尼治疗;严重的腹泻患者需要及时就诊,进行止泻、补液治疗。症状好转后,部分患者需要下调拉帕替尼的治疗剂量。

▮▶ 在口服拉帕替尼治疗期间需要进行心脏功能监测吗?

少数患者在口服拉帕替尼期间会出现左心室射血分数(LVEF)减少,需要进行心脏功能监测。

▮▶ 在口服吡咯替尼期间出现腹泻该如何处理?

腹泻是吡咯替尼最常见的不良反应,发生率 >90%。大部分为轻至中度腹泻,个别患者会出现重度腹泻。腹泻呈现短期、频繁、可恢复的特点。约 75% 的患者首次腹泻发生在用药的第 1~4 天,半数患者首次重度腹泻可发生于用药的第 2~15 天。腹泻可以通过暂停用药,下调药物剂量,以及口服洛哌丁胺、蒙脱石散等止泻药物对症治疗。若轻度腹泻口服止泻药无好转,或出现重度腹泻,应及时到医院就诊。

▐▶ 西妥昔单抗的主要不良反应有哪些?

西妥昔单抗总体安全性较好,主要不良反应包括急性输液反应、皮肤毒性、肺损伤、电解质紊乱,以及口腔黏膜炎、腹泻、食欲减退等相对少见的不良反应。其中最主要的不良反应为皮肤反应。

▐▶ 西妥昔单抗的皮肤反应有何特征?

大约85%接受西妥昔单抗治疗的患者会发生皮肤反应。不过不用担心,大部分患者的皮疹都是轻到中度,重度皮疹相对少见。在应用西妥昔单抗1周左右,患者的颜面部和躯干上部会开始出现红斑性毛囊丘疹(痤疮样皮疹),并可能发展为脓疱,部分患者还可能出现皮肤脱屑、甲沟炎等。一般来说,用药3周时最为严重,应用4周以后皮疹的严重程度可能降低。西妥昔单抗引起的皮疹是可逆的,通常在停止治疗后4周内好转,甚至在继续治疗过程中皮疹可能完全消退。

▐▶ 西妥昔单抗引起的皮疹如何分级?

西妥昔单抗相关的皮疹主要根据受累的体表面积和严重程度分为4级:1级,丘疹和脓疱小于全身体表面积的10%,有或不伴有瘙痒和敏感;2级,丘疹和脓疱占到体表的10%~30%,有或不伴有瘙痒和压痛,影响工具性日常生活活动;3级,丘疹和脓疱大于体表面积的30%,影响日常生活,伴随感染,需要口服抗生素治疗;4级,丘疹和脓疱遍布全身,伴随多种感染,需要静脉输注抗生素治疗。

▐▶ 在使用西妥昔单抗后如何护理和预防皮肤不良反应?

使用西妥昔单抗后,皮肤护理应该贯穿治疗全程。需要避免皮肤干燥,建议温水洗浴,必要时可以用维生素 E 等保湿霜,尽量避免使用热水和含有酒精(乙醇)的化妆品。同时要采取适当的物理及化学防晒措施,尤其是夏天时要避免阳光直射,以免加重皮疹。建议颜面部及其他日光暴露部位涂抹 1%的氢化可的松软膏每天 1 次,配合润肤霜和防晒霜每天 2 次进行皮疹的预防。

▐▶ 输注西妥昔单抗出现皮疹该如何治疗?

西妥昔单抗相关皮疹的治疗首先要做到充足的保湿和防晒。1 度皮疹可以外用低效能的激素（1%的氢化可的松）,2 度及以上的皮疹可以外用丁酸氢化可的松、糠酸莫米松等中至强效能的激素软膏。如果出现皮肤脓疱,则可以外用抗生素如克林霉素、红霉素等。若皮疹达到 3 度及以上,需要在医生的指导下及时进行口服甚至静脉输注抗生素治疗,并推迟西妥昔单抗的输注。

▐▶ 输注西妥昔单抗出现皮疹需要停药吗?

一般来说,在使用西妥昔单抗期间出现轻度的皮肤反应不需要调整药物剂量或停药,但是皮疹达到 3 度及以上的患者需要暂停用药,直至皮疹缓解至 2 度才能重新开始治疗。对于首次出现严重皮肤不良反应的患者,暂时可以不调整西妥昔单抗的使用剂量。但如果已经第 2 次或第 3 次发生严重的皮肤不良反应, 西妥昔单抗应分别减量至 $200mg/m^2$ 及 $150mg/m^2$(标准剂量每周 $250mg/m^2$)。两次减量后仍然出现严重皮肤不良反应的患者则建议不再继续使用西妥昔单抗。

▐▶ 西妥昔单抗的输液反应有哪些?

西妥昔单抗是一种人鼠嵌合型抗体,也就是说,西妥昔单抗的一部分是鼠源性的,这部分特殊的结构会被人体的免疫系统识别为外来物而引发免疫反应,于是患者就出现了输液反应,如发热、寒战、头晕、心慌、荨麻疹、呼吸困难,甚至过敏性休克,所以在输注西妥昔单抗前,医生都会预防性地给予地塞米松、苯海拉明等抗过敏药物,以减少输液反应的发生。

▮▶ 伊马替尼常见的不良反应有哪些?该如何处理?

伊马替尼是一种靶向 c-kit 和血小板源生长因子受体的小分子酪氨酸激酶抑制剂,在消化系统恶性肿瘤中主要用于胃肠道间质瘤的治疗。在服用伊马替尼期间大多会出现一些不良反应,但多为轻至中度反应,比较常见的反应有恶心、呕吐、腹泻、腹痛、乏力、肌痛、肌痉挛、红斑等。这些不良事件不难处理,比如,为了减轻恶心症状,可将药物随餐服用以减轻对胃肠道刺激,或者将每日药物分 2 次服用。其中较为特殊的不良反应是水肿,发生率为 47%~59%,表现为眼眶周围及下肢水肿,也有患者出现胸腔积液、腹腔积液等。严重时需要暂停用药,并口服利尿剂治疗。

▮▶ 在口服伊马替尼期间应多久复查血常规?出现骨髓抑制该如何处理?

口服伊马替尼的患者大约 15% 会出现骨髓抑制,程度主要与伊马替尼的剂量有关,常出现在治疗后的前 6 周,因此,用药后的前 6 周应每周复查血常规,以后每个月至少复查 1 次。一般可自行恢复,无须减量或停药,少数程度严重的如中性粒细胞计数 $<1 \times 10^9$/L 和(或)血小板 $<50 \times 10^9$/L 须停药,并且同时予以升白细胞及升血小板药物治疗以防止感染及出血的发生,直至中性粒细胞计数 $>1.5 \times 10^9$/L 且血小板 $>75 \times 10^9$/L 方可继续治疗。

▮▶ 在使用伊马替尼后出现水肿该如何处理?

水肿和水钠潴留是伊马替尼比较常见的不良反应,轻者可表现为眼睑水肿和下肢水肿,严重时可能出现胸腔积液、腹腔积液、肺水肿等,引起患者胸闷、憋气、腹胀等症状。对于程度较轻者,可以不做处理,须减少钠盐的摄入,密切监测体重以评价水钠潴留的情况。严重水肿时可以考虑使用利尿剂对症处理,或根据医生的建议减药或停药。

▍▶ ALK 抑制剂的副作用有哪些?

以克唑替尼为代表的 ALK 抑制剂常见的副作用主要包括对消化系统、心血管系统的影响,视觉障碍,水肿,疲劳,电解质异常等。对消化系统的影响主要是恶心、呕吐、腹泻、便秘及转氨酶异常,一般发生在服药的早期阶段,随着时间推移,症状会改善,食物和药一起吃会减轻症状。

心血管系统的副作用主要是 QT 间期延长和心动过缓,需要定期检查心率、血压、电解质、心电图等。

▍▶ 在使用克唑替尼期间出现视觉障碍该如何处理?

克唑替尼用药期间出现视觉障碍,具体表现为闪光、重影、光适应障碍等。一般在治疗的 2 周内出现,随着时间的推移,发生率也不断下降,对患者的生活影响不大,大部分患者无须减量或停药。

▍▶ 维莫非尼常见的不良反应有哪些?

维莫非尼常见的不良反应为关节痛、疲乏、皮疹、光敏反应、脱发、恶心、腹泻、头痛、瘙痒、呕吐、皮肤乳头状瘤和皮肤角化症。常见的较为严重的不良反应为皮肤鳞状细胞癌、角化棘皮瘤、皮疹、关节痛和 γ-谷氨酰转移酶(GGT)升高。

▍▶ 维莫非尼的皮肤毒性表现有哪些? 该如何处理?

维莫非尼相关的皮疹表现多样,包括斑丘疹、脂膜炎、黑痣增多、手足角质增生、光敏症等,还可能出现角化症、角化棘皮瘤、皮肤鳞癌等增殖性病变。

接受维莫非尼治疗的患者须定期由皮肤专科医生进行皮肤评估,

以判断病变性质,在治疗过程中要注意防晒。大部分患者的皮肤反应轻微,无须特殊处理。出现皮肤红斑或丘疹可外用保湿乳联合口服抗组胺类药物(如开瑞坦);出现增殖性病变建议局部切除以明确病理,而无须调整药物剂量。对于严重的皮肤毒性,如出现较大面积的表皮脱落、红肿则须住院治疗或停药。

▌▶ 在使用维莫非尼期间出现皮肤鳞状细胞癌该怎么办?

接受维莫非尼治疗的患者发生皮肤鳞癌是一种相对常见的不良反应,国外报道其发生率约为20%,国内患者较少出现。皮肤鳞癌通常发生于治疗早期,通常采用简单切除加以处理,且患者能够继续治疗,无须剂量调整。定期的皮肤专科医生随访应持续到治疗结束后6个月。

▌▶ 在口服维莫非尼后出现皮肤红色硬结是怎么回事?

脂膜炎是维莫非尼的不良反应之一,主要表现为皮肤红斑或皮下青紫结节,触之有疼痛感,可伴随关节炎表现即关节肿痛,甚至引起发热和寒战,一般可自行消退。症状严重者可考虑口服非甾体消炎药缓解疼痛、发热等,如症状仍无好转则需要在医生指导下进行药物减量。

▌▶ 哌柏西利不是化学治疗药物,为什么会引起白细胞减少?

哌柏西利虽然不是化学治疗药物,但是中性粒细胞减少、白细胞减少是最常见的不良反应,发生率约为80%。与化学治疗药物不同,使用哌柏西利引起的中性粒细胞减少在停药后恢复速度较快,且中性粒细胞相关性发热发生率较低。

▌▶ 哌柏西利引起白细胞该如何应对?

1~2级的中性粒细胞减少($>1.0 \times 10^9$/L)不需要停药,也不需要打升白针,可继续口服哌柏西利治疗。出现3~4级的中性粒细胞减少,需要咨询专科医生,考虑是否暂停药物或升打白针治疗。一般建议在使用哌柏西利治疗开始前、每个周期开始时、前两个周期的第 15 天和出现临床指征时监测全血细胞计数。对于出现 3 或 4 级中性粒细胞减少的患者,建议中断给药、减少剂量或延迟开始治疗时间,并进行密切监测。

▌▌▶ 奥拉帕利的常见不良反应有哪些?

奥拉帕利常见的不良反应是贫血、恶心和乏力。口服奥拉帕利治疗的患者需要定期进行血常规和肝肾功能检测。

▌▌▶ 拉罗替尼的不良反应有哪些?

拉罗替尼常见的不良反应包括疲劳、恶心、眩晕、呕吐、咳嗽、肝酶升高、便秘和腹泻,也可能出现神经系统问题。

▌▌▶ 恩曲替尼的不良反应有哪些?

恩曲替尼的不良反应包括疲劳、便秘、味觉障碍等,其剂量限制性毒性是肌酐升高、味觉障碍、疲劳和肺水肿。另外,体重增加是它有别于其他药物且值得注意的一个不良反应。

▌▌▶ 依鲁替尼的不良反应有哪些?

患者服用依鲁替尼期间出现的不良反应大多具有可逆性。发生率超过 30% 的不良反应有血小板减少、腹泻、中性粒细胞减少、贫血、疲劳、肌肉骨骼痛、肿胀、上呼吸道感染、恶心和瘀斑。发生率为 10%~30% 的不良反应有高血压、呼吸短促、便秘、皮疹、腹痛、呕吐、食欲减退等。服用此药物者 5%~10% 可能会出现心律失常,如房颤。若在服药后出现心悸、胸痛、头晕、低血压等症状,或有眩晕感觉,请及时就医。

▷ 口服小分子靶向药物有哪些注意事项?

除非医学禁忌,口服小分子靶向药物期间鼓励增加饮水量以减轻不良反应,每 24 小时至少喝水 2~3L。服药期间禁止食用下列水果:柚子、阳桃、塞维利亚柑橘等。

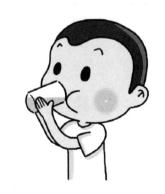

免疫靶向药物的不良反应 ✎

▷ 免疫治疗有不良反应吗?

由于免疫治疗是通过调控机体自身的免疫系统杀伤肿瘤的,在攻击肿瘤细胞的同时,也可能对正常组织造成损害,因此,免疫治疗相关不良事件是由人体自身免疫系统强化所致,可能发生在几乎所有器官上,具有"变幻莫测"的特点。此外,每个人的不良反应与肿瘤部位、类型、治疗剂量及身体情况有关。

▷ 免疫治疗的不良反应比化学治疗小吗?

总体而言,相比于化学治疗,免疫治疗相关不良反应的发生率低,且多为轻至中度,具有可逆性,但少数可导致致命性后果。早期报告、识别和治疗对免疫治疗相关不良反应的管理十分重要。一旦感觉身体有异常,应及时向相关医护人员报告。

▷ 免疫治疗的主要不良反应有哪些?

免疫治疗的不良反应发生率为 10%～27%,除了乏力、瘙痒等症状,还可以累及多种组织和器官,包括皮肤、结肠、内分泌器官、肝、肺、肌肉等。其中皮肤症状和胃肠道症状最常见,其他组织和器官虽然少见,但有可能相对更严重,甚至是致命的,比如神经系统病变和心肌炎。

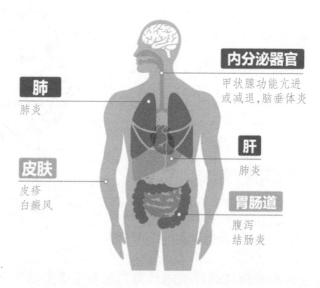

免疫检查点抑制剂最常影响的器官和系统

不同免疫检查点抑制剂的不良反应有何差别?

不同免疫检查点抑制剂的不良反应存在共性,但也有一定的差异。总体来说,联合免疫治疗的不良反应发生率更高,且出现时间早、持续时间长。单药CTLA-4单抗较PD-1/PD-L1单抗不良反应大,并且与应用剂量相关。另外,临床研究中观察到各种免疫治疗的不良反应在不同瘤种中的表现也不同。因此,具体到患者个体,需要结合用药方案、剂量、患者的基础疾病情况评估其可能发生的不良反应。

免疫相关不良反应可逆转吗?

如果可早期识别并及时处理,大部分免疫相关不良反应是轻微且可逆的。

▌▶ 免疫治疗相关毒性一般何时发生？

免疫治疗相关毒性可出现在治疗开始后的任何时间,甚至在治疗停止后。一般而言,免疫治疗相关毒性发生得相对较早,大多数在治疗开始后的数周到3个月内出现,也可以在治疗结束1年后出现。同时,各个系统毒性的好发时间不尽相同。PD-1抑制剂毒性出现的先后顺序依次为:肝脏毒性,肺炎,肠炎,甲减,甲亢,严重皮肤毒性。CTLA-4抑制剂的皮肤毒性出现得最早,通常用药2~3周后即出现;胃肠道毒性通常在用药后5周前后出现;肝脏和内分泌毒性通常在6~7周时出现。

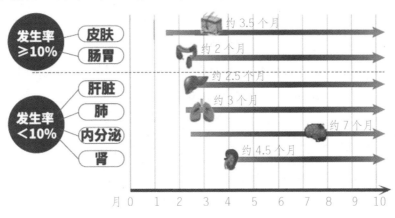

免疫检查点抑制剂相关毒性发生的中位时间

▌▶ 免疫治疗相关的皮肤毒性的发病机制是什么？

皮疹的发病机制可能是由于T细胞对自身抗原识别后导致免疫系统激活,Melan-A-CD8$^+$T细胞浸润至真皮层导致。白癜风的发病机制可能主要由于激活了与黑色素瘤相关的抗原特异性T细胞和Melan-A-CD8$^+$T细胞。

▌▶ 在免疫治疗过程中出现毒性该如何处理？

在免疫治疗过程中及治疗结束后均需要在肿瘤专科医生的随访下

完成毒性的评估及处理。总体来说，大多数免疫治疗相关毒性是可逆的。在出现毒性时，患者应该及时向主诊医生报告相关症状。不良反应较轻的患者可以通过对症支持治疗，改善相关症状并继续免疫治疗。但是在许多情况下，尤其是发生严重的毒性后，应中止免疫治疗，并早期使用免疫抑制剂或免疫调节剂来控制毒性，这些药物包括大剂量糖皮质激素，必要时使用肿瘤坏死因子 α 拮抗剂、麦考酚酯或他克莫司，后续免疫抑制剂须谨慎减量。

▌▶ 免疫治疗相关的皮肤毒性有哪些症状？

皮肤毒性一般最常见，且最早出现，一般在免疫治疗开始后的几天或者几周之内出现，小部分患者可能在治疗后的几个月出现皮肤问题。在抗 PD-1 治疗及抗 CTLA-4 治疗患者中的发生率分别约为 30%、45%。最常表现为皮疹和瘙痒，其次是白癜风。皮疹多呈网状分布，可累及四肢及躯干，伴有红斑、水肿、斑丘疹等表现。在黑色素瘤患者中，免疫治疗相关的毒性比较特殊，常表现为白癜风，在接受抗 PD-1 治疗时与黑色素瘤患者的预后良好相关。其他皮肤毒性还包括斑秃、口腔炎、皮肤干燥、光敏性皮肤病、牛皮癣等。其他皮肤毒性包括 Sweet 综合征、Stevens Johnson 综合征、中毒性表皮坏死松解症、药物超敏反应综合征等，且已有相关的致死性报道。有一种特殊的皮肤副作用称为反应性皮肤毛细血管增生症，大多数程度较轻，可表现为多种形式，但以"红痣型"和"珍珠型"最为多见，病理证实是一种良性的毛细血管增殖性病变。

▌▶ 如何预防或减少免疫治疗相关的皮肤毒性的发生？

首先，注重保护皮肤，包括清洁皮肤时使用无刺激的皂液、浴液，水温不宜过高；每天使用无酒精、无刺激的保湿润肤霜，顺着毛发的生长方向涂抹，直至完全吸收；紫外线强的时间段避免户外活动，采取防晒措施，如戴遮阳帽、打遮阳伞、涂抹防晒用品。

其次,加强皮肤护理,包括保持皮肤的清洁和湿润,用保湿润肤霜每天 2～3 次;使用柔软纸巾时避免来回擦拭皮肤;使用温水洗浴,避免水温过高损伤皮肤;穿质地柔软宽松的纯棉衣服,不要穿化纤和材质较硬的衣服,防止因衣服材质粗糙或摩擦而使皮肤破损;勤剪指甲,以免指甲过长抓破皮肤,瘙痒时避免用手抓挠皮

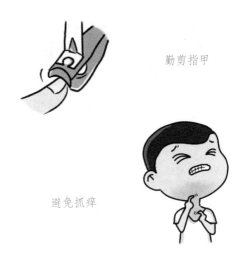

勤剪指甲

避免抓痒

肤,可轻拍局部以缓解不适。睡眠时保持空气凉爽;一旦出现瘙痒或红斑,局部使用含清凉剂(如薄荷)的外用产品或布类物品冷敷或轻拍局部皮肤;当出现严重的皮肤反应时,须遵照医生的处方正确使用口服或外用药物。

▶▶ 出现免疫治疗相关的皮肤毒性该如何处理?

出现皮肤毒性一般可以根据覆盖的面积和症状的严重程度进行医学上的分级。以斑丘疹举例:1 级为斑丘疹覆盖面积不超过体表面积的 10%,属于轻度副作用,可以继续接受免疫治疗,同时,可以服用抗组胺类药物和外用药物处理皮肤病变。2 级指的是斑丘疹覆盖面积为 10%～30%,或者这些皮肤病变平常的处理方法不能解决,属于中度副作用。患者可考虑暂停免疫治疗,需要使用抗组胺类药物或皮质激素处理,必要时需要转诊至皮肤科继续诊治。3 级为覆盖面积超过 30%,或者患者无法正常生活,受到皮肤疾病严重干扰,需要暂停免疫治疗、排除系统性超敏反应,并接受强效糖皮质激素治疗,待副作用恢复到 1 级的时候可以考虑继续进行免疫治疗。如果症状在 4～6 周之内没有得到改善,可能需要中断免疫治疗。

与免疫治疗相关的皮肤毒性大多数是低级轻微的副作用,所以患

者出现上述皮肤毒性时不必过于担心和紧张，密切关注并对症治疗一般问题不大。总之，很少有因使用免疫治疗类药物引起皮肤坏死而永久停药的案例，一旦出现这种情况，需要住院治疗，并使用糖皮质激素静脉给药，监测体液与电解质的变化。

▮▶ 免疫治疗相关的黏膜毒性有哪些？

黏膜毒性的主要症状包括口腔溃疡、疼痛影响进食、口干大量饮水等。

▮▶ 如何减轻免疫治疗相关的黏膜毒性的发生？

注重口腔黏膜保护，包括保持口腔卫生，养成餐后 30 分钟清洁口腔的习惯，使用软毛牙刷或牙线，选用非刺激性牙膏，如含氟牙膏，避免使用硬毛牙刷和含增白剂的牙膏，禁用含酒精类漱口液；口腔发炎时，要遵照医生指导使用漱口溶液及漱口方法；有义齿者，需要到口腔科检查义齿是否合适；少食多餐，清淡软食，避免辛辣、酸性、过热、过冷、过硬或粗糙的食品，鼓励小口喝冷水或冰水，减轻口腔疼痛；每天饮水2000~3000mL，少量分次饮用，缓解口干；口干时，建议食用促进唾液分泌的食品，如无糖口香糖、柠檬、山楂、话梅类食品等；口唇干裂时，可用凡士林涂抹。

▮▶ 免疫治疗相关的胃肠毒性有哪些？

在与抗 CTLA-4 和(或)PD-L1 单抗治疗相关的毒性中，胃肠道毒性是最常见的，常导致治疗中断。其主要表现为腹泻、恶心和呕吐，另一常见的胃肠毒性是小肠结肠炎。其他症状还包括腹痛、便血、呕吐、发热和体重减轻。患者使用 CTLA-4 抑制剂的腹泻发生率为 27%~54%，肠炎发生率为 8%~22%。使用 PD-1/PD-L1 抑制剂的患者发生腹泻和肠炎的发生率远低于使用 CTLA-4 抑制剂的患者，特别是 3~4 级患者（1%~2%）。

▍▶ 在免疫治疗过程中出现腹泻、腹痛、便血等情况该如何处理？

在免疫治疗过程中，如果出现腹泻、腹痛、便血等类似于肠道病变的症状，在排除进食和胃肠感染的因素之后，需要及时到医院就诊，明确是否是免疫治疗相关性胃肠道毒性。胃肠毒性的分级和皮肤毒性类似，也分为 4 级：出现 1 级腹泻可以继续应用免疫检查点抑制剂（应给予抗腹泻药物，如洛哌丁胺）；出现 2 级腹泻应暂停免疫检查点抑制剂，患者应根据严重程度及其他症状，开始糖皮质激素治疗，如果 3～5 天内无改善，应进行结肠镜检查，而且如果存在结肠炎，应给予英夫利昔单抗；出现 3~4 级腹泻时要终止免疫检查点抑制剂，并住院治疗。根据患者的临床症状酌情加用其他免疫抑制剂，如英夫利昔单抗治疗，待症状好转时可将皮质激素改为口服，再缓慢逐渐减量。做肠镜检查。大部分免疫治疗引起的胃肠毒性均能够得到很好的控制。

▍▶ 免疫治疗相关的肝毒性有哪些特征？

免疫治疗相关肝毒性可发生于首次使用后的任意时间，最常出现在首次用药后 8~12 周。其临床表现多种多样，患者一般无症状，常表现为实验室检查为血清谷丙转氨酶和谷草转氨酶升高，伴或不伴有血清胆红素升高，可伴或不伴有胆红素轻度升高。此外，还可表现为乏力、肌痛、头痛、腹痛、恶心、呕吐、精神错乱和（或）黄疸。免疫治疗药物单用时 3 级以上肝毒性的发生率为 1%～2%，当联合治疗或免疫治疗肝癌时肝毒性的发生率增加到 9%~20%。免疫治疗相关的肝毒性预后相对较好，较少发生肝衰竭和死亡。

▍▶ 在免疫治疗过程中需要定期检测肝功能吗？出现肝毒性该如何处理？

在免疫治疗过程中，肝脏是最易受损伤的靶器官之一，需要定期检测肝功能。免疫治疗相关肝毒性的诊断要排除活动性病毒性肝炎、其他疾病导致的肝脏损伤（如脂肪肝、酒精肝等）、其他药物导致的肝损伤、自身免疫性肝炎、肝脏原发肿瘤、肝转移瘤进展等。因国内乙型肝炎病毒携带者比例较大，对于乙型肝炎病毒感染的患者，需进行乙型肝炎病毒 DNA 定量检测，在病毒定量低于 2000IU/mL 后再开始免疫治疗。在进行免疫治疗的同时，建议给予抗病毒治疗；对于即使 DNA 定量不高、乙肝表面抗原阳性和（或）核心抗体阳性者，也推荐在首次免疫治疗使用前给予抗病毒治疗（如恩替卡韦或替诺福韦酯），并定期进行乙肝病毒血清抗原 / 抗体和 DNA 定量检测。

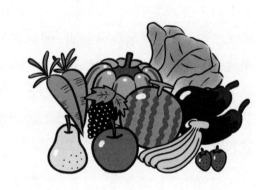

在免疫治疗期间多进食富含维生素的食物，如水果、蔬菜；避免高脂肪饮食摄入，如红肉（猪、牛、羊）、黄油等。出现上述症状或检查结果时须及时与医生联系。

▌▶ 免疫治疗相关性肺炎有哪些特征？

免疫相关性肺炎发生率较低，是一种罕见但有致命威胁的严重肺毒性，单药治疗时发生率 < 5%。发生时间各异，从 2 ~ 24 个月均有报道，中位时间约为 3 个月，仅进行 1 次免疫治疗就出现药物相关性肺炎的病例也有报道。主要的临床症状包括呼吸困难、咳嗽、发热或胸痛，可能出现低氧血症并快速进展为呼吸衰竭，但是约 1/3 的患者无任何症状，仅有影像学异常。患者胸部 CT 可表现为实变影、磨玻璃影、小叶间隔增厚、支气管血管束周围浸润、小叶中央型结节、树芽征等。上述表现可单独或同时出现。

▐▶ 在免疫治疗过程中出现咳嗽、呼吸困难等情况该如何处理？

在免疫治疗的过程中，如果出现呼吸困难、咳嗽、发热或胸痛等症状，并呈明显加重的趋势时，需要及时去医院就诊，在排除感染性和原发疾病的因素之后，应警惕该类药物导致免疫治疗相关性肺炎的可能。应及时完善胸部 CT 等检查以协助明确诊断，注意除外感染、原发肿瘤病情进展、心力衰竭等。

免疫治疗相关性肺炎根据病情的严重程度分为 4 级，不同的严重程度选择不同的临床处理方式：出现 1 级毒性的患者可暂时不给予药物治疗，暂停免疫药物治疗，密切观察病情。3～4 周复查胸部 CT、肺通气功能、弥散功能。如果肺部病变吸收可继续免疫药物治疗；如果无好转，按 2 级毒性处理。出现 2 级毒性的患者处理上除了暂停免疫药物治疗，可给予泼尼松每天 1～2mg/kg，连续 2～3 天，好转后每周减量 5～10mg，用药总疗程 4～6 周。应考虑支气管镜检查，行支气管肺泡灌洗，可给予经验性抗生素治疗，监测症状、体征、脉搏氧饱和度等。若临床症状在 48～72 小时无好转，按照 3 级毒性治疗。对于 3 级及以上毒性的患者，应永久停用免疫药物治疗，找专科医生进行治疗。治疗包括泼尼松每天 2mg/kg，连续 2 天，好转后每周减量 5～10mg，用药总疗程 4～6 周。如果症状无改善，须考虑联合其他免疫抑制剂如英夫利昔单抗治疗。

▐▶ 免疫治疗相关的内分泌毒性有哪些特征？

免疫相关的内分泌毒性常常不可逆转，常见的包括甲状腺功能紊乱和垂体炎。甲状腺功能紊乱主要表现为甲状腺功能亢进和甲状腺功能减退。单药治疗时发生率为 5%~10%，联合免疫治疗时显著高于单药治疗，发生率可提高至 20%。免疫治疗相关的内分泌毒性出现得相对较晚，PD-1 抑制剂单药治疗相关毒性出现的时间通常发生在第 10~24 周前后，而抗 CTLA-4 单药治疗相关毒性时，如垂体炎，最早可能出现在第7~8周,但联合治疗内分泌毒性显著提前,平均发生在第12周前后。垂体炎通常发生在接受抗CTLA-4治疗的年龄偏大的男性患者中,临床表现主要为全垂体功能减退或垂体前叶功能减退,最常见的症状是头痛和疲劳。

▶▶ 在免疫治疗过程中出现体重增加、毛发脱落、畏寒、抑郁等症状或心悸、出汗、进食和便次增多、体重减少等情况该如何处理?

当患者在使用免疫药物治疗过程中,出现这两类看似相对立的临床症状时,可能是免疫治疗药物影响甲状腺功能所引起的。如果患者出现无法解释的乏力、体重增加、毛发脱落、畏寒、便秘、抑郁和其他症状,需要考虑甲状腺功能减退的可能;而如果出现无法解释的心悸、出汗、进食和便次增多、体重减少等,需要考虑甲状腺功能亢进的可能;无论是甲状腺功能减退或亢进,除出现临床症状之外,还需要检测血清学的甲状腺功能来帮助确诊,包括促甲状腺激素(TSH)、游离T_3、游离T_4和总甲状腺素;如果血清诊断发现TSH增高、游离T_4降低,则可帮助确诊甲状腺功能减退,血清发现游离T_4或总T_3升高,合并TSH正常或降低则可帮助确诊甲亢。

免疫治疗相关的甲状腺功能异常主要为轻至中度,通过及时检查以及对症或替代治疗,症状可明显改善,极少引起致死性甲状腺危象,确诊后可至内分泌专科就诊。

▶▶ 免疫治疗相关的肾毒性有哪些特征?

在免疫治疗过程中可发生免疫介导肾炎和肾功能不全,发生率不高,一般不足1%,主要表现为血清肌酐的升高。但在联合使用免疫治疗或联合治疗时可能会引起肾毒性增加。

▮▷ 在免疫治疗过程中需要定期检测肾功能吗？出现肾毒性该如何处理？

肾毒性的一般处理按照肾内科规范治疗进行，但当发生严重的肾功能不全时应停用免疫治疗，并考虑给予系统性糖皮质激素治疗，好转后激素逐步减量。

▮▷ 免疫检查点抑制剂输液相关反应的发生特点是什么？

免疫检查点抑制剂输液相关反应的发生率较低，大多数是轻至中度，大多出现在输注过程中或输注后 1~2 小时内，在此期间可能出现皮肤潮红、瘙痒、畏寒、发热、出汗、胸闷、头痛、头晕、呼吸困难、低血压等症状。

在治疗前患者应如实告知医护人员是否有药物过敏史；在输注过程中不可随意调节输液滴速，在输液结束后建议休息 1~2 小时，无不适方可离院。当出现身体不适时应立即告诉医护人员。

▮▷ 如何看待及处理在免疫检查点抑制剂治疗期间的疲乏？

疲乏是最常见的免疫治疗相关的系统症状，可见于≤40% 的 CTLA-4 治疗患者和 16%~24% 的 PD-1/PD-L1 抑制剂治疗的患者。常以 1 级毒性为主，但是仍然要引起重视。首要处理措施为排除甲状腺功能低下、肾上腺功能减退症等继发性原因。对于疲乏、不可耐受的患者，可以使用 10~20mg 泼尼松治疗，短期糖皮质激素治疗即可起到良好作用。

▮▷ 在免疫治疗过程中出现乏力、厌食、头痛、视力障碍等情况该如何处理？

当患者在使用免疫药物治疗过程中出现乏力、厌食、头痛、视力障碍等不适时，应进行影像学检查，一方面要排除肿瘤脑部进展，另一方面要检测其是否为免疫治疗药物介导的垂体炎，即免疫治疗引起的一类发生率不高但较为隐匿的毒性,前期忽视可能导致死亡。

▎▶ 免疫治疗药物介导的垂体炎该如何防治?

免疫治疗期间应定期复查内分泌激素,尤其是既往有自身或家族免疫性疾病的患者更应该重视。患者应该在治疗前及治疗中定期进行激素(促肾上腺皮质激素、TSH、促黄体素等)复查,以便早发现指标异常。有突然不适的患者,应及时检查。

一旦确诊 2 级或以上脑垂体炎,须立即中断免疫治疗,并采取激素替代疗法(HRT),比如缺乏促肾上腺皮质激素时用氢化可的松替代,甲状腺功能减退时补充左甲状腺素。大多数患者在激素控制稳定后可以继续进行免疫治疗,但是需要长期 HRT。有头痛和其他神经系统症状的患者,需要使用大剂量激素治疗(泼尼松,每天 1～2mg/kg)。大多数情况下,通过及时关注、全面复查和密切监测,比较容易及早发现常见免疫治疗相关毒性,按照各指南推荐的方案给予早期、足量、足疗程的治疗,大多免疫治疗相关毒性可逆转,预后较好。

▎▶ 在免疫治疗过程中需要定期检测血常规吗?

在免疫治疗中介导的各类免疫炎性反应,可能在淋巴细胞、中性粒细胞、单核细胞等比值中有所体现。因此,免疫治疗中须定期检测血常规,毒性发生后要及时干预,干预后要密切随访。

▎▶ 应用免疫抑制剂治疗出现免疫相关毒性会影响抗肿瘤疗效吗?

目前,相关的研究发现,应用免疫抑制剂早期干预性治疗能够改善患者免疫相关毒性的预后,而且不会降低免疫治疗的疗效。但不同患者免疫相关毒性的严重程度不一,治疗效果存在差异,需要针对不同患者具体分析。

▐▐▶ 因毒性停止免疫治疗后,后续还可以进行免疫治疗吗?

因免疫治疗相关毒性导致停药后,再次使用 PD-1/PD-L1 抑制剂,会导致一半以上的患者再次出现相同或新的免疫相关毒性。大多数患者再次出现免疫相关毒性仍能够得到较好的控制,但对于初次免疫治疗过程中出现严重毒性的患者,不建议再次尝试免疫治疗。

第六章

常见肿瘤靶向治疗

头颈部肿瘤的靶向治疗 ✎

▶ 用于治疗头颈部肿瘤的分子靶向药物有哪些？

目前，头颈部肿瘤的临床治疗中常用的单克隆抗体类靶向药物有两种，分别是西妥昔单抗（商品名：爱必妥）和尼妥珠单抗（商品名：泰欣生）。小分子靶向药物是阿法替尼。其他分子靶向药物尚在临床研究当中，目前尚未用于临床。

▶ 西妥昔单抗可以用于治疗早期头颈部肿瘤吗？

早期头颈部肿瘤的主要治疗模式包括根治性手术治疗、单纯放射治疗、同步放化疗，不考虑西妥昔单抗治疗。

▶ 西妥昔单抗可以用于治疗局部晚期头颈部肿瘤吗？

对于局部晚期头颈部肿瘤（除鼻咽癌），诱导化学治疗＋手术＋辅助放化疗或同步放化疗是常用的治疗手段。在同步放化疗中，放射治疗联合顺铂是常用的治疗模式。对于不适宜使用顺铂的患者，可给予放射治疗同步西妥昔单抗治疗。

局部晚期鼻咽癌应采用同步放化疗的治疗模式，其中，顺铂是最常用的药物。对于不适宜使用顺铂的患者，可选药物包括卡铂和奈达铂。对于不适宜接受同步化学治疗的患者，放射治疗联合西妥昔单抗是可选方案，但缺乏随机对照研究的证据。

▶ 西妥昔单抗可以用于治疗晚期转移或复发头颈部鳞癌吗？

EXTREME 研究证实，对于晚期转移或复发头颈部鳞癌，在 5- 氟尿嘧啶（5-FU）＋ 铂类化学治疗的基础上联合西妥昔单抗（爱必妥）可较仅行化学治疗显著延长总生存期(分别为 10.1 个月和 7.4 个月, P=0.04)和无进展生存期(分别为 5.6 个月和 3.3 个月, $P < 0.001$),缓解率也显著提高(分别为 36% 和 20%, $P < 0.001$),全面超越了含铂化学治疗保持了近 30 年的疗效标准。安全性方面,西妥昔单抗(爱必妥)并未增加化学治疗的不良反应,并可部分提高患者的生活质量。在此研究结果的推动下,西妥昔单抗(爱必妥)与含铂化学治疗联合用于复发转移性头颈部鳞癌的适应证相继获得欧盟和美国批准,并被权威的美国国立综合癌症网络(NCCN)列入复发转移头颈部鳞癌的一线治疗方案。

CHANGEII 是一项随机多中心开放标签的 III 期研究,入组了中国 243 例复发或转移性头颈部鳞癌患者,评估了西妥昔单抗联合化学治疗方案相对于单纯化学治疗(顺铂 +5-FU)用于一线治疗的疗效和安全性。研究结果显示,与铂类化学治疗相比,西妥昔单抗联合化学治疗方案延长了无进展生存期(中位无进展生存期:分别为 5.5 个月和 4.2 个月,HR=0.57,95%CI:0.40 ~ 0.80),延长了总生存期(中位总生存期:分别为 10.2 个月和 8.4 个月,HR=0.71,95%CI:0.50 ~ 0.99),提高了总缓解率(分别为 50% 对 27%)。研究中没有新的或意外的安全发现。这些结果证实了西妥昔单抗联合化学治疗方案在这类患者群体中的疗效和安全性。

▶ 西妥昔单抗联合放射治疗治疗局部晚期头颈部癌症时具体如何使用?

对于局部晚期头颈部鳞癌,与放射治疗同步使用时,采用 400mg/m^2(第 1 周),之后为 250mg/m^2(后续每周),直至放射治疗结束。

▶ 西妥昔单抗联合化学治疗治疗晚期转移或复发头颈部鳞癌时具体如何使用?

对于晚期转移或复发头颈部鳞癌,与化学治疗联合使用时,采用 400mg/m^2(第 1 周),之后为 250mg/m^2(后续每周),化学治疗结束后给予维持治疗,直至疾病进展或毒性不可耐受。

▐▶ 采用西妥昔单抗治疗头颈部鳞癌,是否为有疗效的预测因子?

西妥昔单抗治疗头颈部鳞癌,目前在临床上缺乏明确的预测疗效的肿瘤生物标志物。在部分研究中发现,出现2度以上痤疮样皮疹的患者使用西妥昔单抗疗效更好。

▐▶ 目前指南推荐尼妥珠单抗治疗头颈部鳞癌的适应证有哪些?

尼妥珠单抗于2008年在中国获批鼻咽癌适应证,成为国内首个治疗鼻咽癌的靶向药物。在临床上主要用于放射治疗或放化疗联合治疗表皮生长因子受体(EGFR)表达阳性的Ⅲ/Ⅳ期鼻咽癌。

中国CSCO指南指出,同步放化疗是治疗局部晚期鼻咽癌的标准治疗模式,对于不能耐受同步化学治疗的患者,放射治疗联合尼妥珠单抗是可选方案。

尼妥珠单抗在除治疗鼻咽癌之外的其他头颈部鳞癌治疗的研究正在开展,但尚未取得适应证。

▐▶ 联合放射治疗同步尼妥珠单抗治疗局部晚期鼻咽癌时具体如何使用?

当使用放射治疗同步尼妥珠单抗联合治疗局部晚期鼻咽癌时,给予患者尼妥珠单抗200 mg,每周1次,静脉滴注,共6次。

▐▶ 目前临床上是否有尼妥珠单抗疗效的预测因子?

暂时没有放射治疗同步尼妥珠单抗治疗局部晚期鼻咽癌疗效的预测因子。

▮▶ 使用西妥昔单抗或尼妥珠单抗治疗头颈部癌症前是否需要做基因突变检测？

绝大多数头颈部鳞癌都是 EGFR 过表达，但目前研究尚未发现预测它们疗效的相关肿瘤分子标志物，所以目前使用西妥昔单抗或尼妥珠单抗治疗头颈部鳞癌时不需要进行基因突变检测。

▮▶ 用于头颈部癌症的治疗，西妥昔单抗与尼妥珠单抗相比哪个效果更好？

目前，关于西妥昔单抗和尼妥珠单抗哪个效果更好的比较，尚缺乏大规模的随机对照临床研究结果来证实。

▮▶ 用于头颈部癌症的治疗，西妥昔单抗与尼妥珠单抗相比哪个毒性更低？

从理论上看，西妥昔单抗属于人鼠嵌合型抗体，其人源化程度为70%；而尼妥珠单抗为人源化抗体，其人源化程度为95%，因而，后者较前者出现人抗小鼠抗体反应的概率和程度明显降低，后者皮肤黏膜反应小于前者。但在临床实践中，尚缺乏两者头对头比较的随机对照研究来验证。

▮▶ 阿法替尼可用于哪些头颈部肿瘤患者？

一项全球多中心Ⅲ期临床研究显示，对于转移或复发头颈部鳞癌患者，既往接受一线含铂方案化学治疗进展后，二线治疗采用小分子酪氨酸激酶抑制剂阿法替尼对比 MTX 单药化学治疗，阿法替尼组无进展，生存期更长，2.6 个月对 1.7 个月，两组之间总生存期无明显差异。因此，NCCN 指南推荐，阿法替尼可用于复发性不可切除和转移性头颈部癌症（非鼻咽癌，若疾病进展或在以铂类为基础的治疗之后）患者的二线或序贯治疗（无手术或放射治疗选择）。由于本研究中入组的中国患者较少,因此,阿法替尼在中国转移或复发头颈部鳞癌患者二线治疗中的效果尚需更多证据支持。

▋▶ 是否有阿法替尼二线治疗头颈部鳞癌的疗效预测因子?

研究亚组分析显示,既往没有接受过抗 EGFR 靶向治疗、p16 阴性的局部复发患者,以及非口咽癌患者,从阿法替尼的治疗中可以有更多的获益,但仍需要更大样本的随机对照研究来证实。

肺癌的靶向治疗 🖊

▋▶ 肺癌的靶向药物有哪几类?

针对非小细胞肺癌(NSCLC)的靶向药物有以下几类:①EGFR 酪氨酸激酶抑制剂(TKI)。EGFR 突变是 NSCLC 最常见的驱动基因,目前已批准上市的 EGFR-TKI 共有 3 代:第一代有吉非替尼、厄洛替尼、埃克替尼;第二代有阿法替尼、达克替尼;第三代有奥希替尼。②ALK 抑制剂。一代 ALK 抑制剂有克唑替尼;二代 ALK 抑制剂有阿来替尼(Alec-tinib)、塞瑞替尼(Ceri-tinib)和布加替尼(Brigatinib,中国未上市)等;三代 ALK 抑制剂有劳拉替尼(Lorlatinib,中国未上市)。③ROS1 重排抑制剂。克唑替尼,除可用于 ALK 阳性的非小细胞肺癌患者外,也已被 FDA 批准治疗 ROS1 重排的 NSCLC 患者。④c-Met 扩增抑制剂。临床研究已证实克唑替尼和卡博替尼对 c-Met 扩增的患者有效。⑤BRAFV600E 突变抑制剂。主要药物有维罗非尼(Vemurafenib)和达拉非尼(Dabrafenib,中国未上市)。⑥抗血管生成药物。代表药物有贝伐珠单抗和安罗替尼。⑦免疫检查点抑制剂。如 PD-1、PD-L1 单抗。针对小细胞肺癌(SCLC)的靶向药物相对较少,目前有针对 TP53、DLL3、RARP、PD-1 等靶点的抑制剂,正在临床试验中。

▮▶ 肺癌的免疫靶向药物有哪些?

目前批准用于肺癌治疗的免疫靶向药物主要针对 PD-L1/PD-1 和 CTLA-4 通路:针对 PD-L1 通路的有阿特珠单抗特善奇(Atezolizumab;Tecentriq)、德瓦鲁单抗(Imfinzi;Durvalumab)等;针对 CTLA-4 通路的依匹木单抗(Ipilimumab);而针对 PD-1 通路的药物则有 O 药[纳武单抗(Nivolumab)]和 K 药[帕博利珠单抗(Pembrolizumab)]两种进口药物,均已在国内上市。近年来,国内免疫靶向药物的研发也有了很大的进展,像特瑞普利单抗、信迪利单抗、卡瑞利珠单抗等现已供临床使用。

▮▶ 哪些肺癌人群适合靶向治疗?

有接近一半的 SCLS 患者有选择靶向治疗的机会,在初始治疗之前,强烈建议患者进行肿瘤组织活检,除病理诊断外,还需进行基因检测。若有相关靶点的驱动基因阳性,则可考虑靶向治疗。目前常见的检测靶点包括 EGFR 基因、ALK 融合、ROS 基因、MET 基因、KRAS 基因、HER2 基因、BRAF 基因及其他的罕见突变。另外,如果没有阳性的驱动基因,也可以考虑选择抗血管生成的贝伐珠单抗联合化学治疗,或二线选择多靶点的药物安罗替尼。

▮▶ 老年肺癌患者能用靶向药物吗?

老年肺癌患者可以用靶向药物,相对于传统放化疗,靶向药物治疗靶点精准、副作用小,老年肺癌患者对其耐受性可能更佳,但是需要找到符合的驱动基因或免疫靶向调节点,才能更合理准确地使用。

▮▶ 早期肺癌也能应用靶向药物吗?

对于早期肺癌患者,手术切除仍然是主要治疗手段,术后根据病理分期、基因检测结果和全身的体力状态，可选择靶向药物进行辅助治疗，但目前尚无充足的证据证明辅助的靶向治疗相比标准辅助化学治疗能够带来更多的生存获益。因此，建议在医生的指导下应用。

▶ 针对 EGFR 和 ALK 的靶向治疗会不会耐药？耐药后怎么办？

靶向治疗不可避免地都会发生耐药，针对不同靶点的耐药，耐药后的处理方式也不同。例如，一代 EGFR-TKI 耐药后推荐检测耐药突变（T790M 突变），如存在耐药突变，可更换服用三代药物奥希替尼，无突变则可行化学治疗或检测其他靶点；一代 ALK-TKI 耐药后可改用二代 ALK-TKI，二代 ALK-TKI 耐药后可改用三代劳拉替尼。

▶ 晚期肺癌患者用了靶向药物治疗就不用化学治疗了吗？

目前的共识是，晚期肺癌患者可以采用靶向和化学治疗序贯或联合治疗，即携带 EGFR 敏感性突变的晚期肺癌患者，一线靶向治疗无效后，根据耐药后的基因检测及病情进展情况可考虑选择其他靶向药物或化学治疗。目前也有一些临床试验证实，化学治疗与靶向联合治疗和单纯靶向治疗相比效果更优，但仍需要更多的证据证实。临床上，对于敏感基因突变合并其他杂合突变的患者，可选择靶向治疗联合化学治疗，以提高疗效、改善生存。

▶ 肺癌患者如果驱动基因阳性，应用靶向治疗相对于化学治疗有哪些优势？

如果肺癌患者存在 EGFR、ALK 等驱动基因的敏感性改变，应用靶向药物治疗较化学治疗而言有以下优势：①靶向治疗能有效延长患者的生存时间。已有大量研究证实，如果有 EGFR 基因敏感性突变，使用 EGFR-TKI 相比化学治疗生存期明显延长。②靶向治疗不良反应小。由于化学治疗常常是"敌我不分"，在杀死癌细胞的同时也伤及了正常细胞,可谓"伤敌一千,自损八百"。因此,化学治疗的副作用往往非常多,而靶向治疗只针对特定的肿瘤细胞发挥作用,对正常细胞伤害小,不良反应相对化学治疗更少。③靶向治疗有助于提高患者的生活质量。晚期肺癌患者使用靶向治疗后,在整体状况、躯体症状、情感等方面都有明显改善。

▋▶ 晚期肺癌患者应用靶向药物有机会治愈肿瘤吗?

从靶向药物的分子作用机制上看,它只是抑制了肿瘤生长特定的通路,但还有其他旁路可以促使肿瘤生长。所以对于晚期肺癌患者而言,尽管目前靶向药物能在各种程度上缩小肿瘤、控制肿瘤,但很少能将肿瘤完全消灭,应用靶向药物之后或长或短会出现继发性耐药,但是在耐药之后,仍然有其他靶向药物或化学治疗可以选择。因此,目前对于晚期肺癌患者来说,治疗策略并不是赶尽杀绝,而是使肿瘤成为一种慢性疾病,为患者带来长期的生存获益。

▋▶ 肺癌的靶向治疗需要做几个疗程?

借鉴于以往化学治疗药物的治疗策略,有人认为靶向药物服用1个月为1个疗程。但事实上,对于肺癌患者来说,与化学治疗药物不同的是,靶向药物如果有效,需要长期每天服用,无特殊原因(如不可耐受的不良反应)一般不建议停用,且要在医生的指导下用药及定期复查。

▋▶ 服用靶向药物期间,哪些合并用药会对靶向药物的疗效有影响?

①对于针对 EGFR 突变通路的靶向药物(如易瑞沙、特罗凯、泰瑞沙等),应尽量避免与 CYP3A4 诱导剂(如苯妥英、卡马西平、利福平等)或 CYP3A4 酶抑制剂(酮康唑)联用,它们会导致血药浓度升高而增加不良反应;能显著且持续升高胃液 pH 值的药物有可能降低吉非替尼(易瑞沙)的血药浓度从而降低疗效,故不建议联用。②针对免疫靶向药

物,不建议同时使用抗生素、糖皮质激素或其他免疫抑制剂。

▥▶ 肺癌的靶向药物是单用还是需要配合其他治疗？

目前,肺癌的靶向药物可以单用,也可以联合或序贯化学治疗、放射治疗或抗血管生成药,也可联合中医药治疗。对于是否需要联合或序贯治疗,取决于每位患者的肿瘤负荷、肿瘤的基因变异特点、一般体力状况和意愿,需要在专业医生的指导下进行。

▥▶ 饮食对肺癌靶向药物的疗效会有影响吗？

饮食对肺癌靶向药物的疗效会有影响。当某些食物可能会影响肝药酶的合成或活性时,就有可能干扰同时使用的药物的代谢。当这种酶合成增加或活性提高时,药物代谢加快,药物作用减弱或缩短,反之则会抑制药物代谢,增强药物的作用及毒性。肺癌的靶向药物也会受到这一机制的影响。因此,除说明书有特别说明的以外,尽管进食后胃酸分泌增加,胃内 pH 值下降,更有利于某些靶向药的吸收,但临床上依然普遍建议患者在饭前 1 小时或至少空腹 2 小时的空腹状态下服用靶向药物。这一方面是因为食物与药物的相互作用可能很复杂,某些食物或许会升高胃内 pH 值,有些食物中含有与靶向药物发生相互作用的成分,所以干脆不要让两者发生接触;另一方面,有些药物在酸性环境下生物利用率会显著升高,造成毒性。可能影响靶向药物疗效的水果有西柚、黑桑葚、石榴、黑莓等。此外,可乐等碳酸饮料也会影响药物的吸收。

▥▶ 中药对肺癌靶向药物的不良反应有效吗？

肺癌患者服用靶向药物的过程中常见不良反应的发生，如服用 EGFR-TKI 抑制剂发生的皮疹、口腔炎、甲沟炎等,可以通过中医药治疗改善其副作用。需要提醒的是,应在正规医院专科医生指导下用药。

▌▶ 服用 EGFR-TKI 出现腹泻会严重吗？应该怎样处理？

服用 EGFR-TKI 的患者，一般在服药 2～3 周后可能出现腹泻，发生率较高，但绝大多数为 1 级腹泻，症状较轻。但也有一部分患者会出现 2 级甚至 3 级的腹泻，对生活造成一定的影响。因此，当首次出现腹泻时应立即开始止泻等对症治疗，对症处理后仍不能缓解时应减量或停药，对于高龄患者，如果出现腹泻，应当给予全身支持治疗。另外，患者自身饮食清淡可预防及避免加重腹泻症状。患者应在正规医院的专科医生指导下用药，及时对症处理。

▌▶ 肺癌患者不做基因检测，可以试吃靶向药物吗？

不做基因检测试吃靶向药物是不推荐的，这样做不仅浪费钱，还可能贻误患者的最佳治疗时机。目前，各大肺癌诊疗指南均推荐通过穿刺组织活检和（或）液体活检进行肺癌相关的常见驱动基因检测，以决定初始治疗方案。

▌▶ 所有肺癌的靶向药物都需要有阳性的靶点吗？

并不是所有的靶向药物都需要有阳性的靶点，如抗血管生成药物贝伐珠单抗及多靶点药物安罗替尼，就不需要有阳性靶点。但要明确的是，对于所有非小细胞肺癌患者，在初始治疗前均强烈推荐进行针对常见驱动基因的检测，以协助选择靶向药物，若无相关驱动基因的阳性靶点，则可根据病情及治疗史，在专业医生的指导下考虑选用抗血管生成靶向药物或多靶点药物。

▌▶ 肺癌在靶向药物治疗时常见的不良反应有哪些？

肺癌在靶向药物治疗时常见的不良反应包括过敏反应、皮肤反应、心血管反应、间质性肺炎、免疫抑制等。具体包括：①皮肤不良反应。常见于使用 EGFR-TKI 时，如吉非替尼、厄罗替尼、阿法替尼等，主要表现为皮疹、皮肤干燥、瘙痒、指甲/甲周组织的炎症等。②腹泻。腹泻也是使用EGFR-TKI 及 ALK 抑制剂常见的不良反应，发生率高，但大部分使用者症状较轻，属于轻至中度腹泻。③口腔黏膜炎。使用 EGFR-TKI 时口腔黏膜炎的发生率也较高，主要表现为口腔溃疡、疼痛，严重时影响进食，需积极预防治疗。④肝损伤。常见于使用吉非替尼时，出现时间通常在 TKI治疗后 7 天至 6 个月内。⑤间质性肺炎。可见于使用 EGFR-TKI 和 ALK抑制剂时，通常在治疗后 3~7 周内出现，主要表现为活动性呼吸困难，老年、吸烟患者多发，症状严重者可危及生命，需要在专业医生的指导下积极治疗。

▍▶ 肺癌患者在服用靶向药物期间，能否同时应用中药抗肿瘤治疗？

靶向药物与中药是在两种不同的理论体系指导下使用的，两者能否同时使用，须根据治疗目的及用药禁忌来辨证选择。

①联用中药的治疗目的。中药在肿瘤治疗过程中的作用主要体现在两方面：首先是肿瘤综合治疗过程中的辅助支持治疗，如减轻放化疗的不良反应、增强患者免疫力等；其次是作为晚期肿瘤患者的主要姑息治疗手段。因此，在使用靶向药物的过程中，可根据出现的不良反应选择联用适当的中药。②联用中药的用药禁忌：靶向药物常见的不良反应有皮肤不良反应、肝损伤、腹泻等，因此，须避免选择导致肝损伤、腹泻、皮疹等不良反应的中药，如导致肝损伤的常见中药雷公藤、苍耳子、鸦胆子等，在使用靶向药物的过程中则须避免使用此类中药。

▍▶ 肺癌患者在服用靶向药物时，能否吃吃停停？

肺癌患者一般不主张吃吃停停。对于肺癌靶向药物的服用，医生建议持续用药，直到疾病进展或出现不能耐受的不良反应，若吃吃停停，可能会影响药物的作用效果。出现不良反应或者自觉疗效不明显,须咨询专科医生,不可自行改变用药方式及频率。

乳腺癌的靶向治疗

⚌▶ 什么是 HER2?

HER2 是人表皮生长因子受体家族的 4 个成员之一,属于酪氨酸激酶的跨膜受体蛋白受体,其他成员还有 HER1、HER3 和 HER4。HER 家族在细胞生理过程中发挥着重要的调节作用, 广泛分布于哺乳动物上皮细胞、成纤维细胞、胶质细胞、角质细胞等细胞表面,EGFR 信号通路对细胞的生长、增殖和分化等生理过程发挥着重要的作用。目前,在乳腺癌领域,HER2 这个靶点是研究最多的, 针对 HER2 这个靶点的药物目前上市的有 5 种。

⚌▶ 什么样的乳腺癌患者需要检测 HER2?

对所有新诊断的浸润性乳腺癌进行 HER2 检测,对于复发转移性浸润性乳腺癌也应尽量再次活检行 HER2 检测, 以明确复发转移早的 HER2 状态,不常规推荐对原位癌进行 HER2 检测。

⚌▶ 如何解读乳腺癌 HER2 的检测结果?

对于有资质认可的病理实验室经过免疫组化(IHC)HER2(3+)结果可判定为 HER2 阳性。无须进行荧光原位杂交(FISH)检测。基于目前国内各病理实验室资质不一,建议对于有疑虑的检测结果,可以在上级有资质的三甲医院进行免疫组化复诊。免疫组化(IHC)HER2(2+)需要进行 FISH 检测。

▶ 什么样的患者需要通过 FISH 复检 HER2?

免疫组化 HER2(2+)需要进行 FISH 检测。当 IHC(+)在两家机构检测结果不一致时,需要考虑 FISH 检测。IHC(−)的患者可判断为 HER2 阴性。

▶ 复发转移性乳腺癌患者为什么需要再次检测 HER2 状态?

复发转移性乳腺癌患者也应该检测 HER2 状态,明确复发转移病灶的 HER2 状态。有研究发现,原发灶与转移灶的 HER2 不一致率达到 5%左右。原发灶与转移灶的 HER2 不一致的可能原因有疾病进展过程中的克隆选择、肿瘤的异质性、检测技术的误差、判读的误差等。特别当一些患者病情发展不符合 HER2 状态的特点时,应该重新检测 HER2。

▶ 抗 HER2 的药物主要有哪些?

目前抗 HER2 的药物主要有 5 种。

(1)曲妥珠单抗,属于人源化重组抗 HER2 单克隆抗体,可与 HER2 胞外区(ECDIV)特异性结合,阻断配体与 HER2 结合,影响其介导的信号转导通路,诱导细胞凋亡。已在中国上市。

(2)帕妥珠单抗,第二个以 HER2 为靶点的人源化单克隆抗体,可与 HER2 胞外区(ECD II)结合,抑制二聚体形成,阻断信号转导,而曲妥珠单抗是和 HER2 胞外区Ⅳ区结合,不影响二聚体的形成,从作用机制来看,帕妥珠单抗和曲妥珠单抗具有协同作用。已在中国上市。

(3)拉帕替尼,一种可逆的小分子 HER1/HER2 双重抑制剂,同时抑制受体自身磷酸化,阻断下游信号通路,促进肿瘤细胞凋亡。由于拉帕替尼分子量小,可以通过血 − 脑脊液屏障,因此,联合化学治疗药物被证实在治疗乳腺癌脑转移时有一定疗效。已在中国上市。

（4）T-DM1，一种抗体-药物耦联物，是由曲妥珠单抗和美登素（DM1）通过结直肠突变蛋白（MCC）耦联在一起的新型靶向药物。T-DM1利用单抗的特异性，将DM1定位于HER2过表达的乳腺癌细胞，通过细胞毒药物抑制肿瘤细胞生长。目前已在中国上市。

（5）吡咯替尼，我国自主研发的一种不可逆的HER1/HER2双靶点的酪氨酸激酶抑制剂，作用机制为阻止肿瘤细胞内HER1和HER2的同质和异质二聚体形成，抑制自身磷酸化，从而阻断下游信号通路的活化。已在中国上市。

▶ HER2阳性乳腺癌患者如何选择新辅助治疗方案？

NOAH研究结果显示，曲妥珠单抗联合化学治疗对比单用化学治疗能够显著提高病理完全缓解（pCR），在总生存期（OS）上也有获益趋势，奠定了曲妥珠单抗在术前新辅助治疗中的地位。方案的选择可以参考辅助治疗的方案，选择蒽环类和紫杉类序贯治疗，如AC-TH、TH-AC和TCbH等，建议紫杉类药物联合曲妥珠单抗治疗。如果选择含有蒽环类的序贯方案，建议先用TH、再用AC，由于曲妥珠单抗与蒽环类药物均有心脏毒性，故避免与蒽环类药物同时选用。

▶ 哪些乳腺癌患者需要使用曲妥珠单抗进行靶向治疗？

具有以下条件时，乳腺癌患者需要使用曲妥珠单抗进行靶向治疗：①免疫组化HER2+++或HER2 FISH阳性；②辅助治疗的应用局限于T1a以上分期者；③晚期转移性乳腺癌。

▶ 曲妥珠单抗需要用多长时间？

①目前各大指南规定曲妥珠单抗在辅助治疗阶段的应用时限为1年，包括新辅助治疗阶段；②曲妥珠单抗在晚期转移性乳腺癌解救治疗阶段的应用时限目前尚无统一标准，NCCN指南及ABC共识指出，晚期

乳腺癌抗 HER2 治疗的最佳疗程目前未知,但是多个指南及共识指出,正在接受 HER2 靶向与化学治疗联合治疗的晚期乳腺癌患者,当化学治疗停止后,应该继续抗 HER2 靶向治疗,在没有出现疾病进展及不可耐受的毒性之前,应该继续应用。考虑患者的经济负担,如果治疗后患者完全缓解时间较长,可考虑停止治疗,待疾病复发后再引入,以减轻患者的经济负担。多个共识专家组成员一致认为,如果患者获得完全缓解,抗 HER2 靶向治疗持续时间应权衡毒性、经济负担等情况,综合考虑应用时长。多位专家指出,在目前的临床实践中,2～3 年较为合理。

▌▶ 如何判断抗 HER2 药物耐药?

①对于辅助治疗阶段抗 HER2 治疗进展后的患者,如果在完成以曲妥珠单抗为基础的辅助治疗 12 个月内复发,临床医生应该遵循晚期二线抗 HER2 的治疗;如果患者超过 12 个月复发,临床医生应该遵循晚期一线抗 HER2 治疗。②对于晚期抗 HER2 治疗以后进展的患者,将曲妥珠单抗治疗耐药定义为:原发耐药为患者接受曲妥珠单抗初始治疗(≤12 周)出现疾病进展;继发耐药定义为患者接受曲妥珠单抗初始治疗疾病得到控制(完全缓解、部分缓解、疾病稳定),在治疗过程中出现疾病进展。

▌▶ 如何管理曲妥珠单抗的心脏毒性?

心脏毒性是曲妥珠单抗的不良反应,但只要临床医生在临床实践中保持谨慎并注意监测,总体的安全性较好。在使用曲妥珠单抗之前常规检查心电图,若心电图正常,可以使用曲妥珠单抗,每 3～6 个月监测左室射血分数(LVEF),如果 LVEF 下降到相对正常基线的 10%～15%,则暂停用药,待对症治疗好转后再应用。如果患者高龄合并心脏基础疾病,如高血压心脏病、心力衰竭等,不推荐使用曲妥珠单抗治疗。

▶ 曲妥珠单抗治疗失败后是否可以再次应用曲妥珠单抗？

国内外指南对于曲妥珠单抗治疗后进展的 HER2 阳性晚期乳腺癌二线治疗方案的选择基本一致,应该继续应用抗 HER2 药物。对于明确为继发耐药的患者,如果辅助治疗后无病复发间隔 >12 月,推荐晚期一线继续应用含有曲妥珠单抗的治疗方案;对于晚期患者曲妥珠单抗初始治疗有获益、获益持续时间 >12 周、有条件应用 T-DM1 的患者,应该优先选择 T-DM1 治疗,也可以继续应用曲妥珠单抗或换用其他化学治疗药物。

▶ 曲妥珠单抗-DM1(T-DM1)是什么药物？是靶向药物还是化学治疗药物？

通过靶向载体载荷技术与曲妥珠单抗相结合,生产出药物 T-DM1。DM1 是一种半合成药物,通过抑制微管功能,杀死肿瘤细胞,T-DM1 通过将抗体和化学治疗药物共轭链接(ADC),形成曲妥珠单抗-DM1 轭合物。DM1 附着于曲妥珠单抗后,以 HER2 为靶点,通过介导的内化作用进入肿瘤细胞,释放出 DM1,特异性地杀伤 HER2 阳性的肿瘤细胞,而对 HER2 阴性的正常细胞无毒性。可以说,T-DM1 是靶向药物与化学治疗药物的结合体。有研究显示,对曲妥珠单抗和拉帕替尼均耐药的患者,T-DM1 治疗仍然可以获益。EMILIA 研究显示,T-DM1 用于曲妥珠单抗耐药的 HER2 阳性乳腺癌患者相较卡培他滨 + 拉帕替尼能延缓肿瘤进展,延长患者的总生存期,安全性可控。

▶ 拉帕替尼是抗 HER2 药物吗？

拉帕替尼是一种口服的小分子表皮生长因子酪氨酸激酶抑制剂,抑制人表皮生长因子受体(ErbB1)和人表皮生长因子受体 2(ErbB2),不仅仅抑制 HER2,对 EGFR 也有抑制作用,其作用机制为抑制细胞内的

EGFR 和 HER2 的 ATP 位点以阻止肿瘤细胞磷酸化和激活,通过 EGFR 和 HER2 的同质和异质二聚体阻断下调信号。拉帕替尼主要用于联合卡培他滨治疗 ErbB2 过度表达的,既往接受过蒽环类、紫杉醇、曲妥珠单抗(赫赛汀)治疗的晚期或转移性乳腺癌。由于其属于小分子 TKI,易于透过血 – 脑脊液屏障,联合卡培他滨可用于晚期乳腺癌脑转移患者。主要不良反应为腹泻、恶心、呕吐、皮疹和手足综合征,还包括麻木、麻刺感、红、肿及手足不适。少部分患者有心功能一般性可逆性下降(可以导致呼吸短促)。

▌▶ 与拉帕替尼相关的腹泻应如何处理?

拉帕替尼引起的腹泻一般是一过性的,在无明显感染的情况下,对拉帕替尼引起的 1 ~ 2 级腹泻服用复方地芬诺酯和洛哌丁胺有效,3 ~ 4 级腹泻必须住院治疗和静脉补液。如伴有腹泻持续超过 24 小时,发热或 3 ~ 4 级中性粒细胞减少,可以预防性应用抗生素,建议住院治疗。

▌▶ 哪些乳腺癌患者可以应用吡咯替尼? 它的不良反应有哪些?

吡咯替尼适用于治疗 HER2 阳性、既往未接受或接受过曲妥珠单抗的复发或转移性乳腺癌患者。患者应接受过蒽环类或紫杉类化学治疗。在其上市研究中,与卡培他滨联用时,最常见的不良反应包括胃肠道反应(腹泻、呕吐、恶心、口腔黏膜炎)、皮肤反应(手足综合征)、代谢及营养类疾病(食欲下降、低钾血症)、肝胆系统疾病(血胆红素升高、丙氨酸氨基转移酶升高、天门冬氨酸氨基转移酶升高)、全身反应(乏力)和血液系统疾病(血红蛋白减少、白细胞计数降低、中性粒细胞计数降低)。

▌▶ 帕妥珠单抗可以和曲妥珠单抗联合应用吗?

帕妥珠单抗与曲妥珠单抗双靶协同,通过抑制同源二聚体、异源二聚体形成,从源头上阻断 HER2 下游信号转导。双靶联合应用进一步增强了 ADCC 效应，目前国内获批的适应证是帕妥珠单抗与曲妥珠单抗联合应用于高危 HER2 阳性辅助治疗。目前多个指南均推荐曲妥珠单抗和帕妥珠单抗联合化学治疗应用于 HER2 阳性晚期乳腺癌患者。

▮▶ 哌柏西利是什么药物？哪些乳腺癌患者可以应用？需要进行基因检测吗？

哌柏西利是口服细胞周期素依赖性激酶（CDK)4 和 6 抑制剂。CDK4 和 CDK6 是细胞周期的关键调节因子，能够触发细胞周期进展。哌柏西利可以抑制 CDK4/6–CyclinD 信号通路，抑制上游 ER 信号通路，阻滞 ER+ 乳腺癌细胞于 G1 期。哌柏西利在美国的获批适应证为用于治疗激素受体(HR)阳性、HER2 阴性的局部晚期或转移性乳腺癌患者，应与芳香化酶抑制剂联合使用作为绝经后女性患者的初始内分泌治疗。使用该药物无须进行特殊的基因检测。

▮▶ 西达苯胺也是靶向药物吗？乳腺癌患者可以使用吗？需要进行基因检测吗？

西达苯胺是我国自主研发的首个亚型选择性组蛋白去乙酰化酶（HDAC)口服抑制剂，属于选择性的表观遗传调控剂，可以被视为靶向药物。2019 年 11 月，联合芳香化酶抑制剂刚刚获得国家药品监督管理局批准，用于治疗激素受体阳性、人表皮生长因子受体 –2 阴性、绝经后、经内分泌治疗复发或进展的局部晚期或转移性乳腺癌患者。使用该药物无须进行特殊的基因检测。

▮▶ 什么是 mTOR？它和乳腺癌有什么关系？

mTOR（哺乳动物雷帕霉素靶蛋白）是人体内一种重要的信号通路的核心成员，参与体内细胞的增殖、分化、凋亡、葡萄糖转运等多种细胞功能的调节。mTOR 通路的过度激活与癌症的发生和发展有关，因此，是重要的抗肿瘤药物研发靶点。激素受体阳性乳腺癌的重要治疗手段是内分泌治疗,但是在晚期乳腺癌中,内分泌治疗药物在长期使用后会发生耐药,其中一个重要的耐药机制就是 mTOR 通路的激活,而通过抑制 mTOR 通路可以逆转内分泌治疗耐药。

▊▶ 是否有能应用于临床的 mTOR 抑制剂?

目前已经有三代 mTOR 抑制剂诞生,但是 FDA 获批的唯一一个能够应用于临床的只有第一代依维莫司。

▊▶ 哪些乳腺癌患者可以用依维莫司?

虽然在中国依维莫司在乳腺癌中的适应证尚没有获批,但是根据临床研究结果及国际指南推荐,激素受体阳性乳腺癌一线内分泌治疗失败后可以应用依维莫司联合非甾体类芳香化酶抑制剂或氟维斯群。

▊▶ 依维莫司有什么不良反应及对应的处理措施?

(1)口腔炎。多为急性发作,一般病程小于 1 个月,短暂且不严重,既往化学治疗过、体力状况差或合并其他抗肿瘤药物的人可能发病率更高,有发展成为口腔溃疡、口腔黏膜炎的可能。注意保持良好的口腔卫生,按时刷牙、漱口,使用温和的牙膏和牙刷,避免辛辣刺激和坚硬的食物。

(2)非感染性肺炎。通常发生在起始治疗后 2~6 个月,可能是无症状或非特异性呼吸道症状和体征（如缺氧、胸腔积液、咳嗽或呼吸困难）,症状轻重不一,既往有严重慢性阻塞性肺疾病或重大肺纤维化的患者尽量不用,一旦发生,需要影像学检查确诊并及时就诊。

(3)感染。正在使用依维莫司的患者更容易发生感染,建议患者在发现感染相关的症状和体征时要及时就医,包括咳嗽和发热。

(4)血糖升高。服用依维莫司后可能会出现多饮、多食、多尿和体重减轻,开始使用依维莫司治疗之前监测空腹血糖水平,此后定期检测,严格控制血糖。

（5）高血脂的患者可能出现头晕、神疲乏力、失眠健忘、肢体麻木、胸闷和心悸,服用依维莫斯期间应改变生活方式,按照标准减轻体重,增加体力活动(如饮食调整),管理血脂水平。

（6）皮疹患者可能出现痤疮性皮肤炎,通常在治疗开始的 1 个月内出现(最早可出现在第 1 周),多为一过性,可出现在面部、颈部及躯干上部,一旦出现须注意经常保湿,同时最大限度减少日光暴露。

▐▶ 什么是 BRCA?

BRCA 的全称为乳腺癌易感基因,分为 BRCA1 和 BRCA2,分别于 1990 年和 1994 年被鉴定出来。这是两种抑癌基因,它们调节人体细胞遗传物质的复制过程,在 DNA 的损伤修复中起关键作用,维持基因组的完整性,并参与控制许多基本的细胞生长过程。当它们中的任何一个发生遗传性突变时, 就不能产生正常的肿瘤抑制蛋白去维持基因组的稳定性,人体细胞在出现快速分裂的同时,遗传物质发生改变的可能性就会大大增加,最终提高人们罹患各种癌症的风险。

▐▶ BRCA1/2 突变的主要危害是什么?

BRCA1/2 的某些有害性突变能够增加女性乳腺癌和卵巢癌, 以及其他一些常见癌症的发病风险。有 BRCA1 基因突变者,其患乳腺癌和卵巢癌的风险分别是 50% ~ 85%和 15% ~ 45%;有 BRCA2 基因突变者,其患乳腺癌和卵巢癌的风险分别是 50% ~ 85%和 10% ~ 20%。研究表明,进展性输卵管癌、腹膜癌、胰腺癌、前列腺癌等也与 BRCA1/2 突变相关。有趣的是,BRCA1/2 突变的男性一样会增加乳腺癌患病风险。如果 BRCA1/2 突变来源于父母双方,会大大增加范可尼贫血(一种罕见的遗传性血液系统疾病,有典型的再障和多发性先天畸形)的发病风险。

▌▶ BRCA1/2 突变阳性意味着什么？

BRCA1/2 突变阳性表明其继承了一种遗传性的致癌突变，所以其发生意味着某些癌症的患病风险增加。但是 BRCA1/2 阳性并不代表一定会患癌，更无法确切预测携带者何时会患癌，有很多携带者可能一辈子也不会发病。此外，BRCA1/2 突变阳性对家族成员和下一代的健康状况有着重要的提示意义。无论自身是否患癌，BRCA1/2 突变携带者的突变基因都可能遗传给自己的子女，而且携带者的兄弟姐妹也有可能遗传了同样的基因突变。

▌▶ 如何获悉自己是否携带 BRCA1/2 突变？

基因检测可以检出 90% 亚洲地区最常见的 BRCA1 和 BRCA2 基因致病突变。

▌▶ 哪些人应该通过基因检测来获悉自己是否携带 BRCA 突变？

通过基因检测获悉自己是否携带 BRCA 突变的人群包括：①小于 40 岁的乳腺癌患者；②双侧乳腺癌患者；③同时存在乳腺癌和卵巢癌或其他部位癌症的患者；④有 2 位或以上家庭成员罹患乳腺癌或卵巢癌；⑤单个家族成员患有 2 种或以上 BRCA1/2 相关癌症；⑥男性乳腺癌患者。

▌▶ 通过基因检测来获悉乳腺癌患病风险有什么好处？

对于基因检测结果为阴性且没有患癌的人群，提前进行基因检测可以避免过多的创伤性检查和预防性手术，从而免受痛苦；对于阳性携带者，可以警示患癌风险，提早采取措施，通过癌症三级预防手段来改善预后和提高生活质量。

▐▶ 基因检测查出来自己携带 BRCA 致病突变怎么办？

如果通过基因检测确定自己携带 BRCA 突变，应这样做：①从 25 岁左右即开始做乳腺癌和卵巢癌的定期筛查，首选MRI 检测，没有条件的可以考虑超声联合钼靶的检查方式；②选择预防性乳腺切除术和预防性双侧输卵管卵巢切除术，对于计划乳腺重建的患者，为了保持双侧乳房的对称美观，可以考虑预防性对侧切除及双侧乳房重建；③对于 ER 阳性的 BRCA 基因突变的乳腺癌患者，推荐提前进行内分泌治疗药物预防。当然，选择预防性手术和用药必须经肿瘤科或乳腺科的临床医生进行专业评估后，确有必要时再行考虑。

▐▶ BRCA1/2 突变癌症患者如何治疗？

PARP 抑制剂是一种新的分子靶向药物，有研究显示，其能够有效改善BRCA 基因突变阳性卵巢癌和 HER2 阴性乳腺癌患者的生存情况。其中，奥拉帕尼、芦卡帕利、尼拉帕尼等药物已经被批准用于 BRCA1/2 突变阳性的卵巢癌患者。而在 2018 年 1 月，FDA 也批准了奥拉帕利用于治疗携带 BRCA 基因入编的 HER2 阴性的转移性乳腺癌。

▐▶ PD-1 免疫疗法在乳腺癌中的研究进展如何？

目前，PD-1/PD-L1 抑制剂在三阴性乳腺癌的临床试验中显示出较好的治疗效果，其中，阿特珠单抗、帕博利珠单抗等均取得了突破性的进展。阿特珠单抗联合白蛋白紫杉醇在被 FDA 批准用于 PD-L1 阳性的晚期三阴性乳腺癌的一线治疗。还有许多有关 PD-1/PD-L1 抑制剂用于三阴性乳腺癌术后辅助治疗，术前新辅助治疗等的临床研究也在如火如荼地进行。

▐▶ 哪些三阴性乳腺癌患者可以选用 PD-1 免疫疗法?

免疫药物理论上是广谱治疗,对于很多癌种都有效,但是目前的普遍有效率并不高,建议做肿瘤突变负荷、PD-L1 表达、肿瘤浸润淋巴细胞、微卫星不稳定性等检测,有针对性地用药。

▐▶ 目前三阴性乳腺癌患者在中国能够选择的 PD-1 免疫治疗药物有哪些?

目前中国已经上市的PD-1/PD-L1 单抗包括进口的纳武尤利单抗、帕博利珠单抗和德瓦鲁单抗,国产的信迪利单抗、特瑞普利单抗和卡瑞利珠单抗等均已上市,可以关注国内正在招募患者的临床实验,并积极参与。

胃癌的靶向治疗 ✐

▐▶ 胃癌的分子靶点有哪些?

随着肿瘤分子靶向治疗的兴起,以及人们对胃癌发生和发展分子机制研究的不断深入,胃癌的分子靶向治疗崭露头角。目前针对胃癌的靶点主要包括 EGFR、HER2、VEGF、VEGFR、mTOR、MET 和 HGF 等,但临床疗效却差强人意。

▐▶ 胃癌患者应该检测哪些基因?

在大多数情况下,手术仍然是胃癌治疗的主要手段,但胃癌的异质性很强,其生物学行为受到细胞内庞大的基因调控影响,因此,只有从分子水平对胃癌的本质特征进行分类,才能更合理、精确地对肿瘤进行早期诊断和预后判断,应用分子靶向药物对患者进行个体化的精准治疗。胃癌患者可以检测的基因包括 EGFR、HER2、VEGF、VEGFR、mTOR、

MET、HGF,以及靶向免疫检查点通路如 PD-1/PD-L1 等。

▐▶ 胃癌患者为什么要检测 HER2 状态?

HER2 属于表皮生长因子受体(EGFR)家族。免疫组化检测结果显示,全球报道的胃癌 HER2 过表达阳性率为 7.3% ~ 20.2%,中国胃癌患者的 HER2 阳性率为 12% ~ 13%。发生于食管与胃交界处或近端胃的腺癌过表达率高于发生于远端胃者的过表达率。

一项名为 ToGA 的大规模Ⅲ期国际临床试验结果表明,一种人源性 HER2 抗体 Trastuzumb(曲妥珠单抗,商品名为 Herceptin,中译名"赫赛汀")联合化学治疗(卡培他滨或 5-氟尿嘧啶 + 顺铂),可以有效延长 HER2 阳性进展期胃癌患者的总体生存期和无进展生存期,并可以提高肿瘤对化学治疗药物的敏感性。基于这些结果,FDA 于 2010 年 10 月批准将曲妥珠单抗应用于 HER2 阳性的转移性胃或胃食管交界处腺癌患者,而 2012 年 8 月,该单抗也被国家食品药品监督管理总局(现国家市场监督管理总局)批准用于 HER2 阳性晚期胃癌的一线治疗。因此,胃癌患者初诊时应常规进行 HER2 状态的检测。

▐▶ 曲妥珠单抗对治疗胃癌有效吗?

2010 年 TOGA 研究结果的公布开启胃癌靶向治疗时代,也奠定了曲妥珠单抗在 HER2 阳性晚期胃癌一线治疗中的地位。该研究首次证实化学治疗联合靶向药物治疗可显著延长晚期胃癌的 OS。亚组分析显示,HER2 表达 IHC 为 (+)/FISH 阳性的患者中有部分获益者,而且 HER2 表达强阳性的患者中,也有患者不能从曲妥珠单抗联合化学治疗中获益。与标准化学治疗(顺铂 +5-氟尿嘧啶)比较,曲妥珠单抗联合化学治疗可使总生存期(OS)延长(分别为 13.8 个月和 11.2 个月,$P = 0.0046$),晚期胃癌的 OS 也首次突破 1 年。曲妥珠单抗目前已纳入国家乙类医保目录,于 2012 年 10 月批准用于 HER2 阳性转移性胃癌的一线治疗。

▐▶ 雷莫芦单抗能治疗胃癌吗？

雷莫芦单抗是特异性阻断血管内皮生长因子受体 2（VEGFR-2）及下游血管生成相关通路的人源化单克隆靶向抗体。在 2014 年被 FDA 基于两项关键性临床试验（REGARD 和 RAINBOW）批准成为第一个化学治疗后进展晚期胃癌患者的治疗药物。患者按 2∶1 的比例随机分配接受雷莫芦单抗 8mg/kg+ 最佳支持治疗或安慰剂 + 最佳支持治疗（REGARD）；或者按 1∶1 的比例随机分配接受雷莫芦单抗 8mg/kg+ 紫杉醇（PTX）或 PL+PTX（RAINBOW）。其结果均证实了晚期胃癌患者二线接受 RAM 治疗较安慰剂有明显的生存获益，且毒性反应可接受。2014 年，该药被批准用于治疗胃癌及胃食管交界处癌。

▐▶ 阿帕替尼能治疗胃癌吗？

阿帕替尼是中国自行研制的一种小分子 VEGF 受体抑制剂，主要特异性作用于 VEGF-2。阿帕替尼用于化学治疗难治性晚期、转移性胃癌及胃食管交界处癌。在一项多中心随机双盲Ⅲ期试验（NCT01512745）中，纳入全身化学治疗失败的晚期胃癌或胃食管交界处癌患者 267 例，其中阿帕替尼组 176 例，安慰剂组 91 例，试验结果显示，两组中位总生存期分别为 6.5 个月和 4.7 个月，中位无进展生存期分别为 2.6 个月和 1.8 个月，不良反应可控。因此，阿帕替尼被我国批准用于晚期胃癌或胃食管交界处癌的二线后的治疗。

▐▶ 什么是胃癌的免疫治疗？

癌症免疫疗法可以逆转与抑制免疫检查点途径相关的肿瘤免疫逃逸。针对 PD-1/PD-L1 检查点的免疫疗法已被确定为重要的科学突破，并已被批准用于治疗多种类型的癌症，包括黑色素瘤、非小细胞肺癌（NSCLC）、肾细胞癌等。根据最新的临床试验数据，免疫疗法已开始被批准用于胃癌患者的三线治疗。

▮▶ 帕博利珠单抗能治疗胃癌吗？

帕博利珠单抗是一种选择性、人源化、高亲和力的 IgG4κ 单克隆抗体，设计用于结合 PD-1 并阻断 PD-1 与其配体之间的相互作用。对于参与Ⅰb期试验的复发或转移性 PD-L1 阳性胃癌患者，帕博利珠单抗据报道具有可控的毒性特征和有效的抗肿瘤活性（KEYNOTE-012）。特别是 22% 的患者具有反应，13% 的患者具有 3 级或 4 级治疗相关的不良事件。FDA 批准帕博利珠单抗用于已经接受过至少 2 次治疗（包括化学治疗）的晚期胃癌患者，用于治疗复发性局部晚期或转移性胃或胃食管交界处癌的患者，其肿瘤表达 PD-L1 [综合阳性评分（CPS）≥1]，由 FDA 批准的测试确定。在包括含 5-FU 和铂的化学治疗疗法，或者 HER2/neu 靶向疗法两线或多线治疗后进展。另外，基因检测结果对 MSI-H 的胃癌患者也适用。

▮▶ 纳武单抗能治疗胃癌吗？

纳武单抗是一种人 IgG4 单克隆抗体，可对抗 PD-1，并已被批准用于转移性黑色素瘤、非小细胞肺癌及肾癌的单药治疗和联合治疗。纳武单抗作为检查点抑制剂阻断信号，阻止活化的 T 细胞攻击癌症。AT-TRACTION2 研究是一项Ⅲ期随机双盲安慰剂对照的临床试验。该研究旨在评估纳武单抗对不可切除、经治疗晚期或复发性胃癌（包括胃食管交界处癌）是否有较好的疗效及安全性。既往发表的 1 年随访结果表明，纳武单抗治疗对不可切除的晚期或复发胃及胃食管交界处癌患者具有较好的临床疗效和安全性。2 年随访结果显示，在所有 493 例入组患者中，纳武单抗组与安慰剂组患者的中位 OS 时间分别为 5.26 个月和 4.14 个月；第 24 个月时 OS 率为 10.6% 和 3.2%。两组治疗方式的 HR 值为 0.62，纳武单抗组患者的总生存显著优于安慰剂组治疗的患者。因此，纳武单抗被批准并开始用于治疗进展期胃癌三线治疗或后线治疗。

哪些胃癌患者适合免疫治疗？

目前，胃癌的免疫治疗在生物标志物选择上并非完全没有确定。2019 版《CSCO 胃癌诊疗指南》在生物标志物检测的推荐上，建议拟采用 PD-1/PD-L1 抑制剂治疗的胃癌患者，应评估 EB 病毒感染（EBV）状态和微卫星不稳定状态，同时检测胃癌组织中 PD-1/PD-L1 的表达状态（均为 Ⅱ 级推荐，2A 类证据）。MSI-H/dMMR 表达已被证明是有效的预测标志物，但这类人群在胃癌患者中的占比仅为 6% 左右。此外，EBV 阳性患者大多伴随 PD-L1 高表达，对免疫治疗的响应较好，但是所占人群也较低。尽管 PD-L1 表达是其他癌种免疫治疗的重要参考因素，但在胃癌领域，它尚不能完全地将有效和无效的患者区分开来。

食管癌、肝胆胰癌的靶向治疗

晚期食管癌常用的靶向治疗药物有哪些？

在食管癌中，分子靶向治疗主要适用于不可手术切除的局部晚期或晚期食管癌及二线以上治疗。在晚期食管鳞癌中常用的靶向治疗药物有安罗替尼、吉非替尼、西妥昔单抗等。在晚期食管腺癌中常用的靶向治疗药物有曲妥珠单抗、尼妥珠单抗、贝伐珠单抗、雷莫芦单抗等。

曲妥珠单抗治疗食管腺癌的适应证如何？

曲妥珠单抗是针对 HER2 的重组人源化单克隆抗体，ToGA 研究结果表明，在化学治疗基础上联合曲妥珠单抗能显著提高 HER2 阳性晚期胃食管交界处腺癌及胃腺癌患者的生存期，且患者耐受性好。曲妥珠单抗联合化学治疗在全球范围内被批准为 HER2 阳性胃食管交界处腺癌及胃腺癌的一线治疗药物。

▮▶ 口服 EGFR 酪氨酸激酶抑制剂(EGFR-TKI)治疗食管癌的价值如何?

EGFR 酪氨酸激酶抑制剂如吉非替尼、安罗替尼和埃克替尼等用于治疗晚期食管癌目前都有研究报道。

研究显示,单药安罗替尼在食管癌的后线治疗中显示了较低的疗效活性,但是,安罗替尼联合放化疗的方案能改善局部晚期食管癌患者的 OS,且耐受良好。因此,安罗替尼被《CSCO 食管癌治疗指南》推荐为晚期食管鳞癌的二线治疗。

Ⅲ期临床研究探讨了吉非替尼二线治疗晚期食管癌的效果,入组450 例患者,结果显示,吉非替尼组与安慰剂组相比未改善患者的总生存率。埃克替尼目前限于小样本临床研究结果,显示一定的疗效,但无足够证据支持临床常规使用。

▮▶ EGFR 单克隆抗体治疗食管癌有效吗?

西妥昔单抗是针对 EGFR 受体的 IgG1 单克隆抗体。Ⅲ期多中心RCTRTOG0436 研究发现,对于不可手术的食管癌患者,西妥昔单抗联合化学治疗并不能改善患者的 OS。国内学者发起的一项西妥昔单抗联合紫杉醇 + 顺铂同步放化疗治疗食管鳞癌的Ⅱ期多中心单臂研究,提示西妥昔单抗联合标准放化疗可提高局部晚期食管鳞癌的疗效, 不良反应可耐受,但仍需Ⅲ期 RCT 试验进一步验证。

尼妥珠单抗是一种具有弱 ADCC 作用的抗 EGFR 人源化单克隆抗体。Ⅰ/Ⅱ期的研究结果表明,尼妥珠单抗联合化学治疗或放化疗疗效较好,且并未明显增加治疗的不良反应,但还需多中心的Ⅲ期临床试验进一步验证。

▮▶ VEGF 单克隆抗体治疗食管癌有效吗?

VEGF(血管内皮细胞生长因子)可作为食管癌潜在的治疗靶点,针对此靶点的临床常用单抗分别是贝伐珠单抗和雷莫芦单抗。

　　贝伐珠单抗是可选择性的、与 VEGF 结合并阻断其活性、抑制血管内皮增殖和活化从而发挥抗血管生成和抗肿瘤的作用。Ⅱ期临床研究显示，贝伐珠单抗联合化学治疗可一定程度提高中晚期食管腺癌患者的 5 年生存率和预后。另一项研究表明，与单纯化学治疗相比，贝伐珠单抗联合化学治疗可显著提高转移性食管腺癌患者的存活率。

　　雷莫芦单抗是一种可与 VEGFR-2 结合从而阻断血管新生过程的完全人源化的单克隆抗体，并被 FDA 批准为食管癌患者的二线治疗用药。2014 年，发表在《柳叶刀》杂志上的一项随机Ⅲ期临床试验结果显示，雷莫芦单抗单一治疗明显提高了一线化学治疗后食管腺癌患者的生存率。

▌▶ 免疫靶向药物在食管癌治疗中的应用是什么情况？

　　帕博利珠单抗是一种可与 PD-1 受体结合的单克隆抗体，可阻断免疫系统攻击身体自身的组织，是一个免疫检查点。研究显示，帕博利珠单抗对于 PD-L1 阳性的食管癌患者，总体客观缓解率达到 30%。对于 PD-L1 阳性且接受过多种治疗手段的晚期食管癌患者，帕博利珠单抗显示低细胞毒性，并具有持续的抗肿瘤活性。NCCN 指南推荐帕博利珠单抗用于晚期食管鳞癌的二线治疗，同时，对于晚期食管腺癌也推荐帕博利珠单抗用于三线治疗。

　　纳武单抗也是一种 PD-1 特异性的单克隆抗体，在Ⅰ期研究中显示出较好的治疗效果，目前针对晚期食管癌患者将纳武单抗作为二线治疗药物的研究正在进行。

▌▶ 肝癌靶向治疗的整体现状是怎样的？

　　目前，肝癌靶向药物研发主要集中于根治性治疗后辅助治疗、与 TACE 联合治疗及晚期肝癌的一线和二线治疗。已上市或正在研发的药物主要包括抗肿瘤血管生成药物、MET 抑制剂、mTOR 抑制剂、免疫相关药物等。

▮▶ 有哪些分子靶向药物被批准用于肝癌的治疗?

在肝癌治疗中使用的靶向药物有索拉非尼、瑞戈非尼、仑伐替尼、雷莫芦单抗等。

▮▶ 索拉非尼治疗肝癌有效吗?

索拉非尼是口服的多激酶抑制剂,可抑制酪氨酸蛋白激酶、丝氨酸或苏氨酸激酶,同时能抑制血管内皮生长因子受体,因此,索拉非尼不仅能够直接抑制肿瘤生长, 还能通过抑制肿瘤血管生成而间接抑制肿瘤的生长和转移。两项全球范围的大型Ⅲ期临床试验(SHARP 试验和亚太试验)结果显示,索拉非尼与安慰剂相比显著延长了肝癌患者的总生存时间(OS),成为晚期肝癌的标准疗法。

▮▶ 病毒状态是否会影响索拉非尼的疗效?

临床研究显示,对于 HBV 阳性且 HCV 阴性的肝癌患者,索拉非尼治疗未使患者生存获益,而 HCV 阳性且 HBV 阴性的患者可从索拉非尼治疗中显著获益。因此,HBV 感染会影响索拉非尼的疗效。

▮▶ 瑞戈非尼治疗肝癌有效吗?

瑞戈非尼是一种多激酶抑制剂,其分子结构与索拉非尼相似,可靶向 VEGFR-1 ~ 3、TIE-2、成纤维细胞生长因子受体(FGFR)、PDGFR、RET、c-kit、C-RAF、B-RAF、p38 丝裂原活化蛋白激酶等。RESORCE 研究结果显示,针对索拉非尼治疗失败的晚期肝癌,瑞戈非尼可显著延长患者总体生存时间,提高客观缓解率。2017 年瑞戈非尼获 FDA 批准用于索拉非尼治疗失败的肝癌的二线治疗。

▶ 仑伐替尼治疗肝癌有效吗？

仑伐替尼是一种口服多激酶抑制剂，主要靶点包括 VEGFR-1～3、FGFR-1～4、PDGFR-α/β、KIT 和 RET。REFLECT 研究纳入 954 例不可手术切除的肝癌患者，结果显示，仑伐替尼组中位总体生存时间较索拉非尼组延长肝癌患者总体生存时间，无进展生存时间和客观缓解率显著优于索拉非尼组。仑伐替尼被批准初始治疗的晚期肝癌的一线治疗。

▶ 雷莫芦单抗治疗肝癌有效吗？

雷莫芦单抗是一种 VEGFR-2 的完全人源化的 IgG1 单克隆抗体，高度选择性地抑制 VEGFR-2 的激活。REACH-2 研究是一项对比雷莫芦单抗对比安慰剂二线治疗索拉非尼一线失败后 AFP 升高的晚期肝癌患者的随机双盲安慰剂对照全球Ⅲ期临床研究。结果表明，与安慰剂比较，雷莫芦单抗显著延长了 AFP≥400ng/mL 肝癌患者的中位总生存和无疾病进展时间，治疗耐受性良好。雷莫芦单抗被批准用于索拉非尼治疗失败的肝癌的二线治疗。

▶ 免疫靶向药物治疗肝癌有效吗？

纳武单抗是 FDA 批准的首个肝癌免疫检查点抑制剂。在晚期肝癌的Ⅰ、Ⅱ期试验中，纳武单抗的应答率为 20%，且与之前索拉非尼的治疗无关。Ⅲ期临床试验将纳武单抗与索拉非尼作为晚期肝癌的一线治疗进行比较，目前正在进行。

帕博利珠单抗是另一种针对 PD-1 的抗体，接受过索拉非尼治疗且不耐受或治疗后有疾病进展的肝癌患者的Ⅱ期试验结果显示，帕博利珠单抗有效且可耐受，应答率为 16.3%，PFS 为 4.9 个月，OS 为 12.9 个月。2018 年 11 月，FDA 批准帕博利珠单抗用于晚期肝癌的治疗。

▮▶ 分子靶向药物在胰腺癌治疗中的效果如何？

分子靶向药物在胰腺癌治疗中的效果不好，只有少数的分子靶向药物,如厄洛替尼。

▮▶ 为什么胰腺癌分子靶向药物治疗效果不好？

胰腺癌具有基因异质性和分子信号通路串联的复杂性,因此,胰腺癌的分子靶向药物治疗效果不好。

▮▶ 厄洛替尼可以用来治疗胰腺癌吗？

厄洛替尼为酪氨酸激酶抑制剂,主要作用于 VEGF 受体。厄洛替尼联合吉西他滨于 2005 年 11 月被 FDA 批准用于局部晚期不可切除或有远处转移的胰腺癌患者。

▮▶ 尼妥珠单抗治疗晚期胰腺癌有效吗？

尼妥珠单抗联合吉西他滨在德国的一项Ⅱb 期多中心临床研究中显示了较好的疗效，尤其是对 EGFR 高表达和 KRAS 野生型的局部进展或合并远处转移的一线癌患者，但结果仍有待Ⅲ期临床研究的进一步验证。

▮▶ 抗血管生成药治疗晚期胰腺癌有效吗？

贝伐珠单抗能直接与 VEGF 结合,阻断形成血管的重要蛋白质,从而发挥抗癌作用。有研究对胰腺癌的靶向治疗(常规治疗 + 贝伐珠单抗 + 西妥昔单抗)与常规治疗(吉西他滨 + 顺铂 +5-FU)进行了对比,结果表明,靶向治疗组能延长 PFS 和 OS,但对于 60 岁以上的患者,两组的总体生存率没有统计学差异。

▮▶ PARP 抑制剂奥拉帕尼在胰腺癌治疗中的适应证是什么？

奥拉帕尼是一种多聚 ADP 核糖聚合酶（PARP）抑制剂，用于治疗伴随 BRCA 基因突变的胰腺癌。

▮▶ 免疫靶向药物治疗胰腺癌有效吗？

CTLA-4 抑制剂伊匹单抗治疗胰腺癌的 Ⅱ 期临床研究结果证实了单药伊匹单抗治疗晚期胰腺癌无效。有研究将抗血管生成药物与抗 PD-L1 治疗联合，发现抗 PD-L1 治疗可增加胰腺癌对抗血管生成药物的敏感性并延长其功效，抗血管生成药物又可以改善抗 PD-L1 治疗。

▮▶ 为什么胰腺癌免疫靶向治疗效果不好？

在胰腺癌肿瘤微环境中，严重的纤维炎症反应导致基质的高度纤维化，限制了药物进入肿瘤细胞，所以胰腺癌免疫靶向治疗效果不好。

▮▶ 分子靶向药物在胆管系统肿瘤治疗中的价值如何？

在过去的几年中，基于既往的基础研究进展，有一些关于晚期胆管源性癌症靶向治疗的临床试验相继报道，这些试验进行了单药（例如，索拉菲尼、厄洛替尼、舒尼替尼、司美替尼）、联合靶向药物或与传统化学治疗相结合（例如，吉西他滨、顺铂和奥沙利铂）。到目前为止，几个单药治疗的 Ⅱ 期临床研究的结果都是令人失望的。

单中心的 Ⅱ 期研究显示，贝伐珠单抗或西妥昔单抗联合吉西他滨和奥沙利铂在治疗胆管系统肿瘤中获得了不错的结果。同时，多中心非盲随机对照 Ⅲ 期的 GEMOx（吉西他滨联合奥沙利铂）联合厄洛替尼或安慰剂，在肝内胆管癌亚组分析中提示了厄洛替尼仅存在有限的治疗效果。一些随机对照的 Ⅱ 期临床试验目前正在进行，但是到目前为止没有关键的 Ⅲ 期试验取得显著成果。

免疫靶向药物在胆管系统肿瘤治疗中的价值如何？

胆管细胞癌中 PD-1／PD-L1 表达上调，尤其是肝内胆管细胞癌，且往往与预后不良相关,提示 BTC 可能对靶向免疫治疗药物有效。研究表明,PD-1 单抗联合免疫调节剂可能提高疗效。2018 年 ASCO 大会上报道了一项帕博利珠单抗联合粒细胞集落刺激因子(GM-CSF)治疗晚期胆管癌的 II 期临床试验的初步结果,显示 ORR 为 21％,这表明在晚期胆管癌中,帕博利珠单抗联合集落刺激因子是安全的、可耐受的。另外,在 2018 年 ASCO 胃肠肿瘤年会上,我国赵海涛团队报告了一项 II 期小样本研究结果。该研究探讨了碘解磷定单抗或纳武单抗联合仑伐替尼治疗晚期 ICC 的临床疗效及安全性。结果显示,ORR 为 21.4％,DCR 达到 93.0％,中位 PFS 达 5 个月。安全性分析显示联合治疗的不良反应可控。

淋巴造血系统肿瘤的靶向治疗

淋巴造血系统肿瘤是癌症吗？

血液肿瘤／血癌是个笼统的称呼,同其他癌症一样,血液肿瘤也是由异常细胞的生长增殖不受控制引起的, 在多数情况下这些不正常的细胞的起源部位是骨髓,也正是血液细胞产生的地方,血液肿瘤的种类多种多样,分类的标准通常是它们影响哪一种血液细胞(红细胞、白细胞或者血小板),现在已知血液肿瘤包括 40 多种白血病、50 多种淋巴瘤和多种骨髓瘤。

什么是淋巴瘤？

淋巴结是机体重要的免疫器官,各类病原微生物感染、化学治疗药物、外来的毒物、异物、机体自身的代谢产物等多种因素都可以引起淋巴结内的细胞成分如淋巴细胞的增生,导致淋巴结肿大。淋巴结的增生可以是反应性的,也可以是肿瘤性的。肿瘤性的增生将导致淋巴组织肿瘤,其中有一种恶性肿瘤叫作恶性淋巴瘤,即淋巴瘤。淋巴瘤是淋巴结和结外淋巴细胞及其前体细胞肿瘤性增生的结果,是一种发生在淋巴组织的免疫系统的恶性肿瘤,也是最早发现的血液系统恶性肿瘤之一。淋巴瘤可以分为霍奇金淋巴瘤(HL)和非霍奇金淋巴瘤(NHL)两大类。

▮▶ 引起淋巴瘤的原因有哪些?

医学界普遍认为,淋巴瘤的病因还不完全清楚,目前医学界非常认可的是病毒学说,如 EB 病毒、反转录病毒、人类 T 淋巴细胞病毒 I 型和 II 型、Kaposi 肉瘤病毒等。除了病毒可能导致淋巴瘤外,导致消化道溃疡的幽门螺杆菌也可能导致胃黏膜相关淋巴瘤。淋巴瘤的发病也可能与免疫功能低下有关。

▮▶ 得了淋巴瘤可能会出现哪些症状?

淋巴结肿大,或称淋巴结局部肿块,是最常见的淋巴瘤症状,而且这种淋巴结的肿大或淋巴结局部的肿块一般是无痛的。淋巴瘤可发生在身体的任何部位,其中淋巴结、扁桃体、脾、骨髓是最容易发生的部位。此外,发生淋巴瘤的组织器官不同,也就是部位不同,受到肿大的淋巴结压迫或者侵犯的范围和程度不同,引起的症状也是不同的。出现以下异常现象时,应该提高警惕,并及时去医院就诊:①颈部、锁骨上或腋下的淋巴结逐渐肿大,且不觉得痛;②吞咽困难、鼻塞、鼻出血、颌下的淋巴结肿大;③咳嗽、胸闷、气促等;④腹痛、腹泻、感到腹部有肿块;⑤全身性的症状:找不到原因的发烧、盗汗、消瘦、瘙痒。全身性的症状主要包括 3 个方面:①发烧,38℃以上,连续 3 天以上,且没有发生感染;②盗汗,入睡后出汗;③消瘦,6 个月内体重减轻 10%以上。

■▶ 怀疑得了淋巴瘤要到医院做哪些检查？

　　医生首先会检查患者全身各个部位表浅的淋巴结是否有肿大，不论体表是否存在淋巴结的肿大，医生都会例行做这个检查。如果表浅的淋巴结有肿大，医生会先看淋巴结肿大部位的皮肤是否隆起，皮肤的颜色有没有变化，有没有皮疹、瘢痕、瘘管等，然后判断表浅淋巴结的大小、质地、光滑度、与淋巴结旁边的组织是否有粘连、是否容易碰到以及有没有压痛。当怀疑为淋巴瘤时，通常会建议患者做血液检查和骨髓检查，以及影像学检查。最常见的影像学检查是 B 超、CT 和 MRI。如果要对肿大的淋巴结定性和定位，还有可能建议患者做 PET-CT 检查。医生还会选取较大的淋巴结，将其完整地从体内取出来，做成切片，经过染色后做组织病理学检查。病理学检查是诊断淋巴瘤的金标准。

■▶ 淋巴瘤也分期吗？淋巴瘤是怎样分期的？

　　目前，医学界通常会按照 AnnArbor 在 1966 年提出的临床分期方案，将淋巴瘤分成 Ⅰ～Ⅳ期。Ⅰ期：病变仅限于 1 个淋巴结区（Ⅰ）或淋巴结外的一个器官局部受到病变累及（ⅠE）。Ⅱ期：病变累及横膈同侧（上侧或者下侧)2 个或更多的淋巴结区（Ⅱ），或病变局限性地侵犯淋巴结以外的器官及横膈同侧 1 个以上淋巴结区（ⅡE）。Ⅲ期：横膈上下均出现淋巴结病变（Ⅲ），可伴随有脾脏累及（ⅢS）、淋巴结以外的器官局限受到病变累及（ⅢE），或脾脏与局限性的淋巴结以外器官受到病变累及（ⅢSE）。Ⅳ期：1 个或多个淋巴结以外的器官受到广泛性或播散性的侵犯，伴随或不伴随淋巴结肿大。肝或骨髓只要受到病变累及均属Ⅳ期。横膈是胸部和腹部之间一块向上膨隆的肌肉，它封闭胸廓下口，成为胸腔的底部和腹腔的顶部。横膈的上侧即胸腔，下侧即腹腔、盆腔。

▥▶ 哪些因素可以预示治疗后的生存期会比较长？

医学界普遍认为,下列几类淋巴瘤患者的预后是比较好的:淋巴细胞为主型的,分期为Ⅰ期和Ⅱ期的,没有全身性的症状等。按照1993年Shipp等提出的非霍奇金淋巴瘤的国际预后指标(IPI),年龄大于60岁、分期为Ⅲ期或Ⅳ期、淋巴结以外的病变在1处以上、需要卧床或生活需要别人照顾、血清乳酸脱氢酶升高是5个预后不太好的国际预后指标。但是,真实的决定因素因人而异,淋巴瘤患者战胜疾病的信心和决心也至关重要。

▥▶ 淋巴造血系统肿瘤可以做靶向治疗吗？

血液肿瘤是最早出现靶向治疗药物的疾病领域，早在20世纪90年代就已经出现了针对淋巴造血系统肿瘤的靶向治疗药物。1997年利妥昔单抗就被批准治疗非霍奇金淋巴瘤,是最早出现的靶向治疗药物。

▥▶ 弥漫大B细胞淋巴瘤患者必须用利妥昔单抗吗？

弥漫大B细胞淋巴瘤的病理进一步分型，可分为生发中心起源(GCB)和非生发中心起源(non-GCB),它们的基因起源不同,治疗效果不同,也可为是否选择使用利妥昔单抗提供一定的指导。首先看病理报告中CD20这个指标,如果是阴性,利妥昔单抗对其无作用,不建议使用;若为阳性,则可以考虑使用利妥昔单抗。但我们还需要看是生发中心来源还是非生发中心来源。对于生发中心来源,传统的CHOP方案能使患者的治愈率达到63%左右，加用利妥昔单抗治疗后可提高到73%左右,故患者和家属可结合经济状况考虑是否使用;对于非生发中心来源,传统的CHOP方案对患者有33.7%左右的治愈率,而联合利妥昔单抗后治愈率可提高到61%左右,因此,较为推荐使用利妥昔单抗。

▌▶ 使用利妥昔单抗治疗有什么不良反应？

使用利妥昔单抗单药靶向治疗大部分患者耐受性良好，相对于化学治疗药物，其副作用几乎可以忽略不计。但是，有几个问题还是必须重视的：输注反应；乙肝病毒再激活；间质性肺炎。

输注反应：利妥昔单抗需要经过静脉滴注给药，通常情况下，需要首先以较低的速度开始，如果患者没有特殊不适，以后每30分钟增加1倍的速度，通常增加到初始速度的4倍后不再继续增加，维持该速度直至滴注结束。第一次使用利妥昔单抗时，部分患者可能出现寒战、发热、皮疹等过敏反应，严重时甚至出现过敏性休克、喉头水肿等，因此，首次使用利妥昔单抗的初速度应该更低，提速应该更加缓慢。为了减轻这些副作用，通常在利妥昔单抗输注前合并使用苯海拉明、对乙酰氨基酚、地塞米松等药物。一旦出现副作用，必须减慢滴注速度或者暂停使用，等副作用消失后再重新开始缓慢给药。

乙肝病毒再激活：在服用抗病毒药物的前提下，如果乙肝病毒复制仍然活跃（乙肝DNA定量检测阳性），不建议使用利妥昔单抗；乙肝DNA定量阴性但乙肝表面抗原阳性，使用利妥昔单抗的同时必须服用抗病毒药；乙肝表面抗原阴性但核心抗体阳性，可以选择不服药，但要每个月检查乙肝DNA；服药一般首选恩替卡韦，如果是长期的慢性乙肝患者，用恩替卡韦效果不好的话可以用替诺福韦酯。

间质性肺炎：利妥昔单抗单用造成间质性肺炎的概率并不大，发生率只有约0.3%，但是与CHOP方案联合，这个比例可以高达20%～30%，因此，也要引起充分重视。

▌▌▶ 西达苯胺适用于哪些患者？

在淋巴造血系统肿瘤中，目前西达本胺主要被推荐用于治疗复发性及难治性外周T细胞淋巴瘤。西达苯胺为苯酰胺类组蛋白去乙酰化酶(HDAC)亚型选择性抑制剂。可以通过以下几点来理解西达苯胺如何发挥作用：①组蛋白去乙酰化酶(HDAC)可以造成组蛋白去乙酰化过度；②组蛋白去乙酰化过度会抑制人体的肿瘤调控基因；③肿瘤调控基因被抑制会导致肿瘤的发生；④有证据表明，HDAC活性异常与多种恶性肿瘤，包括淋巴瘤的发生和发展有密切关系；⑤通过对HDAC的抑制可以升高组蛋白的乙酰化水平，促使肿瘤细胞内沉默的调控基因重新表达，逆转肿瘤细胞的恶性表型。西达苯胺就是这样一种抑制HDAC的药物。

▌▶ 来那度胺适用于哪些患者？

来那度胺最早于2005年12月被FDA批准用于治疗骨髓增生异常综合征，2006年6月被FDA批准用于多发性骨髓瘤，到2013年3月，被FDA批准用于套细胞淋巴瘤。2019年5月，来那度胺被FDA批准用于先前接受过治疗的滤泡性淋巴瘤或边缘区淋巴瘤患者。此外，目前来那度胺还在进行多种其他癌症的临床试验，包括霍奇金淋巴瘤、非霍奇金淋巴瘤、慢性淋巴细胞白血病等。

▌▶ 来那度胺和沙利度胺有什么区别？

来那度胺是沙利度胺的一个重要衍生物，其化学治疗性质比沙利度胺更加稳定，具有更强的抑制血管生成和免疫调节作用，而且相比沙利度胺，其临床应用更安全，不良反应更小，几乎无神经毒性和致畸性，对多种血液病和实体恶性肿瘤都有作用。

▌▶ 苯达莫司汀适用于哪些患者？

苯达莫司汀在各种类型的淋巴瘤上几乎都有用武之地，但是作用比较显著的还是在惰性淋巴瘤、慢性淋巴细胞白血病和套细胞淋巴瘤上。目前国外的趋势是在惰性淋巴瘤中用BR取代R-CHOP作为一线首选方案，但R-CHOP仍是一线方案，在某些情况下，例如存在大细胞转化趋势的滤泡性淋巴瘤上,还是用 R-CHOP 更让人放心。对于套细胞淋巴瘤,虽然 BR 优于 R-CHOP,但实际上无论 BR 还是 R-CHOP 的效果都不能令人满意,一般来说,这两个方案仅限于不能耐受更强方案的患者。所以,用 BR 还是 R-CHOP,对于初治的惰性淋巴瘤患者来说,需要根据具体情况来决定。

▌▶ 伊布替尼适用于哪些患者?

伊布替尼是一种口服布鲁顿酪氨酸蛋白激酶(BTK)共价抑制剂,可造成其持续失活,从而影响癌细胞的生长和迁移。BTK 是 B 细胞活化过程中的一个重要元素,它的异常激活是白血病发病的一个主要特征。也就是说,使用了伊布替尼之后,癌细胞就不能够再猖獗地增殖了,从而使患者的病情得到控制和缓解。伊布替尼目前的适应证包括:接受过既往治疗的慢性淋巴细胞白血病(CLL)、套细胞淋巴瘤(MCL)、未经治疗的巨球蛋白血症和既往未接受过治疗的慢性淋巴细胞白血病。

▌▶ Polatuzumab Vedotin 适用于哪些患者?

Polatuzumab Vedotin(以下简称 Pola)是一个 CD79b 抗体耦联药物(简称 ADC),这种药物由 3 个部分组成,即抗体(Antibody,抗 CD79b 的抗体)、连接物(Linker,可裂解的蛋白酶连接肽)和细胞毒素(MMAE,一甲基澳瑞他汀 E),这 3 项放在一起,就构成了一个 ADC 药物。

MMAE 是从印度洋中的海兔身上提取的一种毒性极大的多肽经过改良后合成的新型药物,具有极强的抗肿瘤作用,与长春碱一样属于抗微管类药物,但是毒性大约相当于长春碱的 200 倍。MMAE 因为毒性太大,不能静脉滴注,所以只能在 ADC 药物中发挥其杀伤肿瘤细胞作用。到目前为止,大约有一半的 ADC 药物采用了 MMAE,根据国际命名准则,凡是采用 MMAE 的 ADC 药物都要在名字后面加上 Vedotin,目前名气最大的就是 Brentuximab Vedotin(CD30 抗体耦联药物,以下简称 BV)。

在 GO29044 Ⅰ/Ⅱ 期临床试验中,45 位弥漫大 B 细胞淋巴瘤患者接受了 R-CHP+Pola 的一线治疗,客观缓解率(ORR)是 91%,完全缓解率(CRratio)是 78%。在不良反应的发生率和严重程度上,R-CHP+Pola 也符合预期,基本上与 R-CHOP 相当,甚至更低。唯一值得一提的是外周神经病变。因为 MMAE 与长春碱具有相似的作用机制,所以在外周神经病变这个毒性反应上也有所重合,在同类药物 BV 与化学治疗联合治疗外周 T 细胞淋巴瘤时, 取消了 CHOP 中的 O(长春新碱),R-CHP+Pola 的试验设计也出于同样的考虑。试验结果显示,所有级别的外周神经病变的比例是40%,其中 3 级以上的只有 4%,这与在 BV 上的使用经验也相似,安全性可控。

▮▶ Brentuximab Vedotin 适用于哪些患者？

Brentuximab Vedotin(Adcetris)是一种 ADC,由靶向 CD30 蛋白的一种单克隆抗体和一种微管破坏剂(MMAE)通过一种蛋白酶敏感的交联剂耦联而成。适用的淋巴瘤类型包括:①Adcetris 联合化学治疗(阿霉素、长春碱和达卡巴嗪),用于先前未经治疗的新诊断的Ⅲ期或Ⅳ期经典型霍奇金淋巴瘤(cHL)成人患者;②用于接受干细胞移植后,具有高复发风险或进展风险的经典型霍奇金淋巴瘤(cHL)成人患者的巩固治疗;③用于干细胞移植失败的经典型霍奇金淋巴瘤(cHL)成人患者或至少接受过 2 种联合化学治疗但不起效, 且无法进行干细胞移植的 cHL 成人患者; ④至少接受过 1 次联合化学治疗但不起效的系统性间变性大细胞淋巴瘤(sALCL)成人患者;⑤既往接受过系统性治疗的原发性皮肤间变性大细胞淋巴瘤(pcALCL)或表达 CD30 的蕈样肉芽肿(MF)成人患者;⑥联合化学治疗方案 CHP(环磷酰胺+阿霉素+泼尼松)一线治疗系统性间变性大细胞淋巴瘤(sALCL)或其他 CD30 阳性外周 T 细胞淋巴瘤(PTCL),包括血管免疫母细胞性 T 细胞淋巴瘤(AITL)和未另行特别说明的 PTCL 成人患者。

泌尿生殖系统癌症的靶向治疗 ✎

▐▶ 卵巢癌术后辅助治疗需要靶向药物吗？

卵巢癌目前的术后辅助治疗方式仍以化学治疗为主。全面分期手术后的ⅠA或ⅠB的患者，术后可仅观察随访，其余均应接受辅助化学治疗，无须应用靶向药物。

▐▶ 卵巢癌患者有哪些靶向药物可选择？

卵巢癌患者共有两类靶向药物可选择。第一类为二磷酸腺苷核糖多聚酶(PARP)抑制剂，主要药物有奥拉帕利，通过在BRCA基因突变患者中抑制DNA单链断裂修复，使得细胞内双链断裂聚集并最终杀死肿瘤细胞；第二类为抗血管生成药物，主要为贝伐珠单抗，可抑制血管生成，阻止肿瘤的生长或转移。

▐▶ 在什么情况下建议卵巢癌患者使用靶向药物？

卵巢癌分为上皮性癌、生殖细胞肿瘤、性索间质肿瘤及转移性肿瘤。绝大多数的卵巢癌为上皮性癌，而能够应用靶向治疗的卵巢癌也是上皮性癌。下列情况的上皮性卵巢癌可以考虑使用靶向药物。①肿瘤复发的后线治疗：若在接受初始化学治疗后6个月或更长时间复发，属于"铂敏感型复发"；反之，若在接受初始化学治疗后6个月内复发，则属于"铂耐药型复发"。对于铂敏感型复发患者，推荐使用卡铂＋吉西他滨＋贝伐珠单抗治疗方案；而对于铂耐药型患者，推荐使用紫杉醇＋贝伐珠单抗、多柔比星脂质体＋贝伐珠单抗或是拓扑替康＋贝伐珠单抗治疗方案。②缓解后维持治疗：研究表明，晚期患者一线使用铂类诱导化学治疗6～8周期或接受手术，达到完全缓解或部分缓解后，有BR-

CA1/2 突变的上皮性癌患者使用奥拉帕利维持治疗可获益。已接受≥3 线化学治疗伴胚系 BRCA 突变的卵巢癌复发患者，也推荐使用奥拉帕利作为维持治疗。此外，如果患者在初次复发后对化学治疗＋贝伐珠单抗治疗有反应，可以继续使用贝伐珠单抗作为维持治疗，直到疾病进展或者无法耐受毒性。最新研究表明，一线或后线化学治疗诱导治疗后，亦可考虑贝伐珠单抗和奥拉帕利同时用于维持治疗。

▮▶ 选择靶向药物需要做基因检测吗？

卵巢癌患者选用奥拉帕利治疗，必须检测 BRCA1/2 基因突变，包括胚系突变及体系突变。BRCA1 和 BRCA2 胚系突变是家族遗传性乳腺癌和卵巢癌综合征（HBOC）最常见的原因。具有 BRCA1/2 基因胚系突变的患者就可以诊断为家族遗传性乳腺癌/卵巢癌综合征，其他的家族成员也应该进行该检测以便判断是否为基因突变的携带者。正常人口中有 0.1%~0.2%带有 BRCA1/2 基因异常，但是卵巢癌患者中有高达 15% 左右呈现 BRCA1/2 胚系突变。研究显示，若 BRCA1 异常，则终生罹患卵巢癌的概率为 40%；若 BRCA2 异常，则终生罹患卵巢癌的概率为 20%。由于现有的基因检测技术无法检测到所有的突变或其他的相关基因，因此，阴性检测结果也不能完全排除该诊断，需结合患者的家族史调查。卵巢癌患者选用贝伐珠单抗暂不需要特殊基因检测。

▮▶ 宫颈癌术后辅助治疗需要靶向药物吗？

宫颈癌目前的术后辅助治疗方式以放化疗为主。全面分期手术后的ⅠA$_2$、ⅠB 或ⅡA$_1$患者，术后可仅观察随访，其余均应接受常规外照射放射治疗或化学治疗，无须应用靶向药物。

▮▶ 宫颈癌患者有哪些靶向药选择？

有两类靶向（免疫）药物可以选择。①贝伐珠单抗：一种抗血管生成药物，可通过阻断血管增生抑制肿瘤细胞增殖。FDA 已批准贝伐珠单抗、紫杉醇联合顺铂或拓扑替康作为治疗顽固性、复发性或转移性子宫颈癌的一线方案，推荐贝伐珠单抗、紫杉醇联合卡铂作为治疗复发性或转移性宫颈癌的一线方案。贝伐珠单抗单药也作为复发性或转移性宫颈癌患者的二线治疗方案。②帕博利珠单抗：属于 PD-1 抑制剂，可通过与免疫细胞表面的受体结合，解除肿瘤细胞对免疫细胞的抑制作用，促进免疫细胞对肿瘤细胞的清除作用。FDA 已批准碘解磷定单抗作为 PD-L1 阳性或基因检测提示 MSI-H/dMMR 的宫颈癌患者的二线治疗方案。

▊▶ 选择靶向药物需要做基因检测吗？

宫颈癌患者选用帕博利珠单抗，建议检测 PD-L1 表达、微卫星不稳定、基因错配修复缺陷（MSI-H/dMMR）及肿瘤突变负荷（TMB）。PD-L1 表达及基因错配修复缺陷一般采用免疫组化的方法；MSI-H 和肿瘤突变负荷应采用二代测序（NGS）的方法。宫颈癌患者选用贝伐珠单抗暂无须特殊基因检测。

▊▶ 子宫内膜癌术后辅助治疗需要靶向药物吗？

子宫内膜癌目前的术后辅助治疗方式以放化疗为主。全面分期手术后的 I 期患者可选择观察随访，但对于 I 期组织学分型为 G3 的患者需放射治疗，并由医生考虑是否还需接受药物治疗。II 期患者若组织学分级为 G1、G2，可选择放射治疗；而对于分级为 G3 的患者，以及分期为 III/IV 期的患者，需考虑综合治疗。在术后辅助治疗阶段无须使用靶向药物。

▊▶ 子宫内膜癌患者可选择哪些靶向药物？

有 3 类靶向药物可供子宫内膜癌患者选择。①HER2 抑制剂：曲妥珠单抗是一种人源化单克隆抗体，能够靶向作用于 HER2（ErbB-2）受体。研究表明，12%～15%的浆液性子宫内膜癌患者伴有 HER2 扩增，故 HER2 靶向治疗恶性度较高的子宫内膜癌亚型有一定疗效。研究表明，对于 HER2 阳性的 Ⅲ/Ⅳ 期或复发子宫浆液癌患者，曲妥珠单抗联合卡铂＋紫杉醇化学治疗方案可提高患者生存率，且患者耐受性良好，不良反应可控。②免疫检查点抑制剂：免疫检查点抑制剂如 PD-1 能促进肿瘤细胞逃逸免疫监测。80%的子宫内膜癌表达高水平的 PD-1 或者它的配体 PD-L1。PD-L1 抑制剂帕博利珠单抗可解除肿瘤的免疫逃逸，促进免疫细胞对肿瘤细胞的杀伤作用。研究表明，约22%的子宫内膜癌患者发生 MSI-H/dMMR，这些患者免疫治疗疗效较佳。对于复发性子宫内膜癌患者，可行 MSI 及 MMR 相关基因检测。FDA 已批准对于基因检测结果为 MSI-H 或 dMMR，且既往化学治疗方案效果欠佳的患者，将碘解磷定单抗可作为二线治疗方案。③抗血管生成药物：肿瘤细胞在低氧及相关基因改变的刺激下，能产生促血管生成因子 VEGF 和其他生长因子过度表达。研究发现，VEGF 过度表达与包括子宫内膜癌在内的大部分妇科恶性肿瘤的预后不良有关，子宫内膜癌中 VEGF 表达水平越高，预后越差。研究表明，抑制血管生成路径的药物如贝伐珠单抗，可联合卡铂及紫杉醇用于晚期或复发性子宫内膜癌，可延长患者的生存时间。目前也推荐贝伐珠单抗单药治疗作为接受化学治疗后进展的患者的后线治疗方案。

▮▶ 选择靶向药物需要做基因检测吗？

　　子宫内膜癌患者选用曲妥珠单抗必须检测 HER2 状态，一般采用免疫组化联合 FISH 或二代测序（NGS）的方法。子宫内膜癌患者选用帕博利珠单抗，建议检测 PD-L1 表达、微卫星不稳定、基因错配修复缺陷（MSI-H/dMMR）及肿瘤突变负荷（TMB）。PD-L1 表达基因错配修复缺陷一般采用免疫组化的方法；MSI-H 和肿瘤突变负荷应采用 PCR 方法或 NGS。子宫内膜癌患者选用贝伐珠单抗暂时无须行特殊基因检测。

▥▶ 膀胱癌术后辅助治疗需用靶向药物吗?

膀胱癌目前的术后辅助治疗方式以放化疗为主。对于分期为 cTa、cT1、Tis 期的患者可选择经尿道膀胱肿瘤切除术(TURBT)后接受膀胱灌注化学治疗,其余患者则应接受放化疗治疗。辅助治疗阶段无须应用靶向药物。

▥▶ 膀胱癌患者可选择哪些靶向药物?

目前有两类靶向(免疫)药物可以考虑:①免疫检查点抑制剂是局部晚期或转移性膀胱尿路上皮癌患者可选择的治疗方案,目前 FDA 批准的药物有帕博利珠单抗、阿特珠单抗、纳武单抗、德瓦鲁单抗、阿维单抗;②成纤维细胞生长因子受体家族(FGFR)是一个受体酪氨酸激酶家族,在不同肿瘤中出现的基因突变可以导致它们被激活,从而促进肿瘤细胞的生存和增殖。厄达替尼是一种口服泛FGFR 抑制剂,可阻断 FGFR 作用从而抑制肿瘤细胞增殖。FDA 已批准厄达替尼用于治疗 FGFR3 或 FGFR2 基因突变且接受含铂化学治疗期间或化学治疗后出现疾病进展的局部晚期或转移性尿路上皮癌患者。

▥▶ 在什么情况下建议膀胱癌患者使用靶向药物?

局部晚期或转移性膀胱癌患者首选进行以铂类为基础的一线化学治疗联合方案,但是许多患者不符合治疗条件。因此,对于不能耐受顺铂且 PD-L1 检测阳性的晚期或转移性膀胱尿路上皮癌患者,或是不能耐受含铂类药物的化学治疗方案的患者,推荐帕博利珠单抗或是阿特珠单抗作为一线治疗方案。而对于铂类化学治疗后疾病进展的局部晚期或转移性膀胱癌成人患者,推荐免疫检查点抑制剂,如帕博利珠单抗、阿特珠单抗、纳武单抗、德瓦鲁单抗、阿维单抗可作为二线治疗方案。此外,FGFR 抑制剂厄达替尼的研究提示,其对 FGFR 基因突变患者的病情改善有较大益处。已获 FDA 批准,作为携带有 FGFR3 或 FGFR2 突变的铂类化学治疗后疾病进展的局部晚期或转移性膀胱癌成人患者的二线治疗方案。

▮▶ 选择靶向药物需要做基因检测吗?

使用免疫检查点抑制剂建议检测 PD-L1 表达、微卫星不稳定或基因错配修复缺陷(MSI-H/dMMR)及肿瘤突变负荷(TMB)。PD-L1 表达基因错配修复缺陷一般采用免疫组化的方法;MSI-H 和肿瘤突变负荷应采用 PCR 的方法及 NGS 方法。使用 FGFR 抑制剂建议使用 FGFR-RGQRT-PCR 技术检测 FGFR3 或 FGFR2 基因突变情况。

▮▶ 肾癌术后辅助治疗需要靶向药物吗?

大多数肾癌术后患者均无须接受辅助治疗,但对于 Ⅲ 期肾透明细胞癌高危患者,须接受术后辅助治疗。目前研究表明,放化疗治疗效果欠佳,可考虑使用舒尼替尼作为术后辅助用药。

▮▶ 肾透明细胞癌患者有哪些靶向药选择?

研究发现,大部分肾透明细胞癌患者细胞内存在 VHL 基因缺失或失活,从而引起 HIF 基因上调,导致 PDGF、VEGF、CaIX 等基因过度表达。这些肿瘤发生和发展的生物学机制有可能是透明细胞型肾细胞癌分子靶向治疗的应用基础。目前对于晚期透明细胞型肾细胞癌患者的一线治疗首选分子靶向治疗,包括 3 类。①抗血管生成药物。透明细胞肾癌具有 VHL 基因突变,这导致肿瘤细胞产生很多的 VEGF 蛋白,VEGF 过多使得血管生成增加。这类药物可通过阻断 VEGF 来控制肿瘤新血管的形成,从而抑制肿瘤的增殖。主要包括舒尼替尼、培唑帕尼、索拉非尼、阿昔替尼、卡博替尼、仑伐替尼、贝伐珠单抗等药物。②mTOR 抑制剂。mTOR 是细胞内的一种激酶,调节细胞生长、存活及血管生成相关蛋白的表达,诱导肿瘤细胞增殖、生长及代谢。mTOR 抑制剂包括依维莫司和替西罗莫司,可抑制肿瘤的增殖。③免疫治疗。正常人体内的免疫细胞表面有 PD-1 受体, 体内细胞表面有配体 PD-L1、PD-L2, 可与 PD-1 受体结合抑制该种免疫细胞的增殖。部分肿瘤细胞表达的 PD-1 配体增加,抑制免疫细胞的增殖,从而躲避免疫系统的监视。免疫检查点抑制剂可阻断肿瘤细胞的该种免疫通路, 使肿瘤细胞被免疫系统清除。伊匹单抗、纳武单抗、阿维单抗、帕博利珠单抗可阻断肿瘤细胞的该种作用,促进免疫系统对肿瘤细胞的清除作用。

▐▶ 在什么情况下建议肾细胞癌患者使用靶向药物?

(1)肾透明细胞癌的一线治疗。对于复发或是不能手术的晚期肾癌患者,推荐培唑帕尼、舒尼替尼、贝伐珠单抗联合 IFN-α 作为一线治疗方案。FDA 目前批准纳武单抗联合伊匹单抗作为治疗中高危晚期肾癌患者的一线治疗方案,其在低危患者中的治疗已有临床试验结果支持,但尚未得到 FDA 的批准。此外, 对于高危患者还可使用替西罗莫司作为一线治疗用药。

(2)肾透明细胞癌的序贯治疗。基于研究结果,推荐卡博替尼、纳武单抗(或联合伊匹单抗)、阿西替尼、依维莫司(或联合仑伐替尼)、培唑替尼、舒尼替尼作为晚期透明细胞型肾癌的序贯治疗用药。

(3)非透明细胞型肾癌。由于透明细胞型肾癌的发病率明显高于非透明细胞型肾癌,目前的研究主要针对透明细胞型肾癌的治疗,因此,非透明细胞型肾癌的靶向治疗仍待进一步的研究, 推荐患者积极加入临床试验。目前推荐舒尼替尼作为非透明细胞型肾癌的一线治疗,推荐卡博替尼、依维莫司(或联合仑伐替尼)、培唑替尼、阿昔替尼、贝伐珠单抗、纳武单抗、替西罗莫司作为复发性或手术不可切除的晚期非透明细胞型肾癌患者的后续治疗用药。

▮▮▶ 选择靶向药物需要做基因检测吗?

暂无要求。

神经内分泌肿瘤的靶向治疗 ✐

▮▮▶ 神经内分泌肿瘤的药物治疗方法主要有哪些?

神经内分泌肿瘤药物治疗包括化学治疗、生物治疗、分子靶向治疗。传统的化学治疗药物对于分化差的 G3 级神经内分泌癌依然是一线治疗,但分化好的 G1、G2 级神经内分泌肿瘤对化学治疗不敏感,生物治疗和靶向治疗是 G1、G2 级神经内分泌肿瘤的主要药物治疗方法。生物治疗的药物主要是生长抑素类似物和干扰素,包括奥曲肽、兰瑞肽和 α - 干扰素;靶向药物包括受体酪氨酸激酶抑制剂舒尼替尼和哺乳动物雷帕霉素靶蛋白抑制剂(mTOR)依维莫司。

▮▮▶ 被批准用于神经内分泌肿瘤的靶向药物有哪些?

2011 年,医学界发现了两个重要的治疗靶点,神经内分泌肿瘤两大分子靶向药物诞生,即受体酪氨酸激酶抑制剂(VEGFR–TKI)舒尼替尼和哺乳动物雷帕霉素靶蛋白抑制剂(mTOR)依维莫司。继舒尼替尼之后,与它隶属同一范畴的靶向药物如索凡替尼、卡博替尼等也进行了临床试验。和黄中国医药科技有限公司开发的多机制创新抗癌药索凡替尼Ⅲ期临床试验已提前完成。

▮▮▶ 分子靶向治疗用于神经内分泌肿瘤的优势人群是哪类?

飞尼妥(依维莫司)和索坦(舒尼替尼)用于治疗手术无法切除或已扩散到身体其他部位(转移)的高分化进展性神经内分泌肿瘤(PNET)

患者。

▣▶ 舒尼替尼用于神经内分泌肿瘤患者的疗效如何？

对于舒尼替尼的疗效研究选择了高分化的胰腺神经内分泌肿瘤来进行Ⅲ期随机对照临床试验。NCT00428597 研究针对的是进展期分化良好的胰腺神经内分泌肿瘤,从其临床数据上看,安慰剂组肿瘤大概 5 个月就会发生进展。舒尼替尼组和安慰剂组的中位无进展生存期分别为11.4 个月和 5.5 个月,总生存期有获益趋势,但无统计学差异。

▣▶ 依维莫司用于神经内分泌肿瘤患者的疗效如何？

对于依维莫司的疗效研究也选择了高分化的胰腺神经内分泌肿瘤来进行Ⅲ期随机对照临床试验。RADIANT-3 研究结果显示,在转移性胰腺神经内分泌肿瘤中,从其临床数据上看,安慰剂组肿瘤大概 5 个月就会发生进展,依维莫司对比安慰剂可将无进展生存期从 4.6 个月提高至 11 个月,总生存期从 37.6 个月延长至 44 个月。

▣▶ 应用舒尼替尼或者依维莫司治疗神经内分泌肿瘤,应如何进行选择？

舒尼替尼和依维莫司都是指南推荐治疗神经内分泌肿瘤的一线靶向药物。对于神经内分泌肿瘤,在临床上就疗效而言,这两种药物的区别不大,按不同顺序使用后区别也不大。临床上医生主要根据服用药物产生的不良反应和患者的基础状况来做相对的优选。如果患者本身患有糖尿病,肺功能、免疫功能又不好,不要选用依维莫司;如果患者本身患有高血压或肾病,或近期要做外科手术,或者肠胃里有溃疡性病变,要谨慎选择舒尼替尼这类抗血管生成靶向药物。

▮▶ 舒尼替尼治疗神经内分泌肿瘤的临床适应证有哪些？如何用药？

舒尼替尼(商品名：索坦)的适应证之一是不可切除的、转移性高分化进展期胰腺神经内分泌瘤(pNET)成年患者。

用法和用量：对于胰腺神经内分泌瘤，本品推荐剂量为37.5mg，口服，每日1次，连续服药，无停药期。与食物同服或不同服均可。

▮▶ 依维莫司治疗神经内分泌肿瘤的临床适应证有哪些？如何用药？

依维莫司(商品名：飞尼妥)的适应证之一是不可切除的、局部晚期或转移性的、分化良好的(中度分化或高度分化)进展期胰腺神经内分泌瘤成人患者，其能改善转移性胰岛素瘤患者低血糖症状的适应证。

用法和用量：本品的推荐剂量为10mg，口服，每日1次，在每天同一时间服用。可与食物同服或不同服均可。

▮▶ 索凡替尼治疗神经内分泌肿瘤有效吗？

通过Ⅲ期研究，索凡替尼是在晚期非胰腺NET人群中获得确证性治疗效果的VEGFR抑制剂，是一种口服抗血管生成－免疫调节激酶抑制剂，是首个针对中国神经内分泌肿瘤患者人群的Ⅲ期新药临床研究，也是国内首个因良好疗效达到研究终点而提前终止的Ⅲ期抗肿瘤治疗临床研究。索凡替尼在这一领域的治疗值得期待！

▮▶ 生物治疗药物奥曲肽的作用机制是什么？

奥曲肽是人工合成的天然生长抑素的八肽衍生物，其药理作用与生长抑素相似，但作用持续时间更长。其具有多种生理活性，如抑制生长激素、促甲状腺素；对胃酸、胰酶、胰高血糖素和胰岛素的分泌有抑制作用，能降低胃的运动和胆囊排空，抑制缩胆囊素－胰酶泌素的分泌，减少胰腺分泌，对胰腺实质细胞膜有直接保护作用，减少内脏的血流量，降低门脉压力，减少肠道过度分泌，增加肠道对水和钠的吸收。其适应证为疾病进展较慢或者未进展的胃肠胰腺神经内分泌肿瘤患者，能缓解与胃肠内分泌肿瘤有关的症状和体征。

▌▶ 生物治疗药物兰瑞肽的作用机制是什么？

兰瑞肽是一种人工合成的生长抑素类似物，能缓解神经内分泌肿瘤患者的类癌临床症状，比天然的生长抑素更具活性，且作用时间更长。其对肠道外分泌、消化道激素和细胞增殖机制的抑制作用使之对消化道神经内分泌肿瘤尤其是类癌的症状治疗非常有益。

▌▶ 在什么情况下神经内分泌肿瘤适合使用生物治疗药物？

指南推荐，无症状的高肿瘤负荷或缓慢进展的胰腺神经内分泌肿瘤患者可接受生长抑素类似物治疗。对于肿瘤体积较小的患者来说，这些临床研究的安慰剂组证实，这些肿瘤很可能自行消退。

新版指南强调，恶性胰岛素瘤在使用生长抑素类似物时要非常谨慎，确保在生长抑素受体表达阳性的情况下使用，因为生长抑素类似物对胰高血糖素与胰岛素均有抑制作用，可能诱发更加严重的低血糖。此外，在功能性胰腺内分泌肿瘤的激素分泌症状控制不佳时，可降低长效生长抑素类似物的使用频率至每2~3周1次，或临时加用短效生长抑素类似物。同时，生长抑素类似物增量使用也可用于控制肿瘤生长，如长效奥曲肽可以从30mg每4周1次增至60mg每4周1次或30mg每2周1次。

胃肠间质瘤的靶向治疗 ✍

▐▶ 什么是胃肠间质瘤？

对于胃肠道肿瘤,大家听到最多的是胃癌和肠癌,而对胃肠间质瘤比较陌生。胃肠间质瘤是发生于胃肠道的间叶组织,其局部侵袭性并不如癌,但是胃肠间质瘤与"癌"一样都具有侵袭性,也可以转移至其他部位,因此,胃肠间质瘤与胃肠癌一样都属于恶性肿瘤,只是恶性程度相对要低一些, 一些瘤体较小的间质瘤可以通过手术切除像良性肿瘤一样根治。

▐▶ 胃肠间质瘤可能发生在哪些部位？

胃肠间质瘤可发生在消化道的任何部位, 但最常见的部位是胃(50%~60%),其次是小肠(30%~35%)、十二指肠(4% ~ 5%)、直肠(4%)、结肠(1%~2%)、食管(< 1%)和少部分消化道。

▐▶ 胃肠间质瘤的发病年龄是多大？ ·

胃肠间质瘤好发于 40~80 岁的成年人,较少见于儿童和青少年。

▐▶ 哪些人易患胃肠间质瘤？

胃肠间质瘤多发生于成年人,没有明显的性别差异,男性略多于女性。常吃腌制食品、胃肠慢性炎症的人发病率高一些。

▐▶ 胃肠间质瘤会遗传吗？

目前没有证据表明胃肠间质瘤会遗传。

▐▶ 胃肠间质瘤有哪些症状？

体积较小的胃肠间质瘤常无症状,通常是通过体检、内镜检查发现的。随着瘤体的增大,常见的症状有恶心、呕吐、腹痛、腹部不适、贫血、黑便、胃肠道出血、体重减轻等。

▐▶ 得了胃肠间质瘤该怎么办？

得了胃肠间质瘤要保持镇静,及时到医院就诊,需要腹部肿瘤内科和胃肠外科医生共同决定治疗方案,要积极配合医生治疗。

▐▶ 诊断胃肠间质瘤要做哪些检查？

目前主要的检查手段有内镜检查(肠镜、胃镜、超声内镜)、CT 扫描、超声等,必要时建议行 PET-CT。确诊需要病理结果。

▐▶ 内镜检查前要做哪些准备？

在做内镜检查前,患者需做好以下准备:

心理准备:普通内镜检查有一定的不适感,放松心情,消除疑惑和紧张情绪,检查就能快速而顺利地完成。也可以选择无痛内镜检查。

胃肠道准备:检查前几天进食一些易消化的食物,检查当日禁食,润肠、通便,清洁胃肠道。

▐▶ 胃肠间质瘤需要做 PET-CT 检查吗？

初次检查评估的患者可行 PET-CT 检查。对于转移复发、不可切除或术前治疗患者,治疗初期(前 3 个月)为评估治疗效果可行 PET-CT 检查,但也不是必须做 PET-CT,也可以选择常规增强 CT 或 MRI 检查。CT、MRI 等影像学方法只是评估肿瘤的大小、肿瘤的密度和肿瘤内的血管分布, 不能反映肿瘤的代谢情况,PET-CT 检查可以弥补以上检查的不足,对早期转移或者复发比 CT 敏感,并且在评估肿瘤对化学治疗药物的反应时明显优于 CT、MRI。PET-CT 能同时评估肿瘤的解剖和代谢情况,对肿瘤的分期和治疗效果的评估优于 CT,也为其他实体肿瘤分子靶向治疗的疗效判断提供了一个参考。

▮▶ 胃肠间质瘤需要做活检吗?

对于手术难度大、不能完整切除的肿瘤或者疑似复发、转移需要药物治疗的患者,建议做活检。活检的意义主要是明确诊断,确定到底得的是不是胃肠间质瘤。取得肿瘤活检组织,明确诊断后可以通过基因检测结果指导有效的术前治疗,以期获得良好的肿瘤退缩,方便后续的手术治疗。另外,有一种观点认为,做穿刺后可能会增加其无端的种植转移机会,尤其有一些长得比较大、恶性程度高的肿瘤,在穿刺过程中可能造成人为的播散转移,所以,对于大多数可完整切除的胃肠间质瘤患者,术前不推荐进行常规活检。

▮▶ 胃肠间质瘤的活检有哪些方式?

对胃肠间质瘤进行活检有如下方法:

(1)超声内镜下细针穿刺活检。由于其造成腔内种植转移的概率很小,应作为首选的活检方式。但获得的组织较少,诊断难度大,有可能得不到诊断结果。

(2)在超声或 CT 引导下经皮穿刺活检。此种方法的诊断准确性达90%以上,但由于存在肿瘤破裂、腹腔种植转移的风险,常应用于转移病灶的穿刺活检。

(3)内镜活检。胃肠道黏膜受累的患者适合使用这种方式,但偶有导致肿瘤严重出血的风险。

(4)经直肠或阴道穿刺活检。直肠、直肠阴道隔或盆腔肿物的患者可考虑此方式。

（5）术中冰冻活检。此种方法适用于术中怀疑胃肠间质瘤周围有淋巴结转移或不能排除其他恶性肿瘤的情况，这种方法主要以手术医生的建议为主。

▮▶ 胃肠间质瘤为什么要做基因检测？

基因检测结果可以指导治疗用药，可以预测疗效及预后。胃肠间质瘤常规性推荐做 KIT、PDGFRA 基因检测。

▮▶ 胃肠间质瘤可以治愈吗？

较小的早期胃肠间质瘤可以通过手术达到完全治愈；部分间质瘤发现时，瘤体较大，难以手术切除，但可以通过靶向治疗缩小肿瘤，后期达到手术完全切除的患者也是可以治愈的；还有部分患者，发现时就已经发生其他部位转移，可以通过口服靶向药物来延长生存期。

▮▶ 胃肠间质瘤的主要治疗方法是什么？

胃肠间质瘤的治疗方法主要以手术切除和靶向治疗为主。化学治疗对胃肠间质瘤基本无效。

▮▶ 靶向治疗在非转移性胃肠间质瘤手术前的治疗价值如何？

靶向治疗是胃肠间质瘤非常重要的治疗手段。术前治疗意义：①缩小肿瘤的体积，降低临床分期；②缩小手术范围，避免不必要的联合脏器切除；③降低手术风险，增加根治性手术切除的机会；④对于特殊部位的肿瘤，如胃食管结合部、十二指肠等，可以保护重要脏器的结构和功能；⑤对于肿瘤巨大、术中破裂出血风险较大的患者，可以降低术中肿瘤扩散的可能性。

▌▶ 靶向治疗在非转移性胃肠间质瘤根治术后的治疗价值如何?

胃肠间质瘤根治术后具有中高危复发风险的患者,术后以辅助治疗来杀伤残存在胃肠间质瘤患者体内的微小转移灶,降低复发及后期转移风险,从而提高患者的生存率。

▌▶ 靶向药物治疗对复发或转移性胃肠间质瘤的治疗价值如何?

复发或转移性胃肠间质瘤以抗肿瘤药物治疗为主,对化学治疗不敏感,靶向药物是重要的治疗手段。对于转移或复发的不可切除的患者,可通过靶向治疗延长患者的生存期。

▌▶ 哪些局部晚期胃肠间质瘤患者要考虑术前进行靶向治疗?

初始诊断时,对于肿瘤巨大(一般直径 >10cm)或位置特殊(如位于胃食管结合部、十二指肠、直肠等)而不能手术切除局部晚期胃肠间质瘤,可先口服靶向药物,一般推荐伊马替尼口服 6~12 个月,在服药期间每 2~3 个月通过 CT 或者 MRI 观察肿瘤大小的变化,若外科医生评估可以手术切除,应该尽快手术治疗,一般术前 1~2 周开始停用靶向药物,术后一旦胃肠道功能恢复且能耐受药物治疗,应该尽快开始继续口服靶向药物。但部分患者因胃肠间质瘤引起完全性肠根阻、消化道穿孔、药物保守治疗无法控制的消化道大出血或肿瘤破裂导致的腹腔大出血,应该立即急诊手术处理。

▌▶ 哪些已根治性手术切除的胃肠间质瘤患者要考虑进行靶向辅助治疗?

胃肠间质瘤恶性程度很高,根治术后存在复发和转移风险。所有术后的患者通过肿瘤大小、核分裂象的计数、肿瘤部位、是否合并肿瘤破裂等进行复发风险的分级,不同风险分级转移概率不同。其中具有中高危复发风险的患者,建议进行术后辅助治疗来杀伤残存在胃肠间质瘤患者体内的微小转移灶,降低复发及后期转移的风险,提高患者的生存率。

▮▶ 胃肠间质瘤根治术后如何选择辅助治疗的靶向药物?

对于术前靶向治疗及术后辅助治疗的患者,首先推荐伊马替尼靶向治疗。对于中度复发风险的患者,对于非胃来源的胃肠间质瘤,建议使用伊马替尼辅助治疗3年;胃来源的胃肠间质瘤,建议使用伊马替尼辅助治疗1年;高度复发风险的患者,建议使用伊马替尼辅助治疗至少3年,若发生肿瘤破裂,可以考虑延长治疗时间。

▮▶ 胃肠间质瘤接受靶向治疗前需要进行肿瘤标志物的分子检测吗?

需要。基因检测结果可以指导靶向药物的选择和靶向药物的使用剂量,也可以预测疗效及评估预后。胃肠间质瘤常规性推荐做 KIT、PDGFRA 基因检测。

▮▶ 有哪些分子靶向药物被批准用于晚期胃肠间质瘤的治疗?

伊马替尼(400mg,早晚各1次,连续服药)、舒尼替尼(50mg,每日1次,连续服用4周,停2周,6周为1个疗程)、瑞戈非尼(通常从80mg开始,每日1次,在反应可耐受的情况下可逐步加量为160mg,每日1次;连服3周,停1周,4周为1个疗程)被批准用于治疗晚期胃肠间质瘤。

▮▶ 伊马替尼治疗胃肠间质瘤患者的适应证是什么?

伊马替尼被推荐用于局部进展期、不可切除、复发及转移性胃肠间质瘤治疗的一线标准治疗方案,剂量为400mg/d,每日1次,口服。具有

KIT 外显子 9 突变的患者，伊马替尼的起始剂量为 600 mg/d。

▋▶ 舒尼替尼治疗胃肠间质瘤患者的适应证是什么？

舒尼替尼被推荐用于一线伊马替尼治疗失败的患者的二线治疗，尤其在外显子 9 突变及野生型的患者中疗效更好。

▋▶ 瑞戈非尼治疗胃肠间质瘤患者的适应证是什么？

瑞戈非尼被推荐用于局部进展期、不可切除或转移性的伊马替尼和舒尼替尼治疗失败后的标准的三线治疗，并对继发性外显子 17 突变的患者疗效较好。

▋▶ 对于复发、转移和不可切除的胃肠间质瘤患者靶向药物如何选择？

对于复发、转移和不可切除的胃肠间质瘤患者，常规性进行 KIT、PDGFRA 基因检测，若为 KIT 11 外显子突变，建议使用伊马替尼，400mg，每日 1 次；若为 KIT 9 外显子突变，建议使用伊马替尼，600mg，每日 1 次。伊马替尼治疗期间肿瘤进展，建议进行舒尼替尼靶向治疗。上述两种药物均治疗无效，建议进行瑞戈非尼靶向治疗。

▋▶ 伊马替尼治疗复发和转移性胃肠间质瘤的疗效如何？

在复发和转移性胃肠间质瘤的患者中，伊马替尼的客观缓解率约为 50%，中位无进展生存期约为 20 个月，总生存期约为 50 个月。

▋▶ 如何评估伊马替尼治疗复发和转移性胃肠间质瘤的疗效？

治疗复发和转移性胃肠间质瘤期间每 2~3 个月通过 CT 或 MRI 检查，观察肿瘤体积的变化以评估治疗的效果。

▐▶ 胃肠间质瘤术后或者靶向治疗失败后复发能否再次手术？

对于术后未行靶向治疗的胃肠间质瘤患者，术后评估能手术切除且风险不大者，可考虑手术切除联合药物治疗。对于在靶向药物辅助治疗期间出现肿瘤广泛性进展的患者，不建议手术治疗。

▐▶ 免疫治疗对胃肠间质瘤有效吗？

目前胃肠间质瘤的免疫治疗主要在实验阶段，有研究显示，使用CD40抗体封闭CD40，可激活携带外显子11突变的小鼠模型体内肿瘤相关巨噬细胞，激活的巨噬细胞可在体外直接抑制肿瘤细胞生长。免疫治疗从实验室走向临床，还有很多工作要做，相信其会给胃肠间质瘤患者带来新的治疗希望。

软组织肿瘤的靶向治疗 ✎

▐▶ 靶向治疗在软组织肿瘤治疗中的地位如何？

软组织肿瘤的治疗是以手术为主的多学科治疗，化学治疗和放射治疗是软组织肿瘤治疗的重要组成部分，而靶向治疗主要作为局部晚期无法手术切除或转移性软组织肿瘤的二、三线治疗方法，但是只要有特定的基因突变和治疗意愿，我们推荐积极地进行靶向治疗。

▐▶ 为什么要对软组织肿瘤进行抗血管治疗？

抗血管治疗是靶向治疗的一种方式。肿瘤的两大特征是无限制生长和转移，它靠什么提供养分呢？血管。人体正常的血管规则有序，而肿瘤的新生血管杂乱无章。肿瘤新生血管的主要危害：为肿瘤提供营养，供应瘤体迅速生长和侵犯周围组织；为肿瘤远处转移提供桥梁和通道；

渗漏形成胸、腹腔积液等引起多种并发症。临床上将抗血管靶向药物和放化疗联合应用,更有利于原发肿瘤缩小,转移灶控制和胸腔积液、腹腔积液消退。

▮▶ 软组织肿瘤可以进行免疫治疗吗?

可以。免疫药适合各种类型的恶性肿瘤,即一药可治多病,尤其是对晚期肿瘤患者可能是最后的希望。有研究显示,对接受过治疗后仍复发的晚期肿瘤患者使用免疫检查点抑制剂纳武尤利单抗联合依匹木单抗治疗,疗效与标准化学治疗相差无几,副作用更小,更安全。

▮▶ 什么样的软组织肿瘤患者免疫治疗效果好?

免疫治疗前有必要先做基因检测,如果 PD-L1 高表达或者 TMB 值 >20,这样的软组织肿瘤患者选择免疫治疗效果会更好。

▮▶ 软组织肿瘤目前可用的免疫治疗药物有哪些?

进口的免疫药物主要包括帕博利珠单抗(可瑞达 /K 药)、纳武尤利单抗(欧狄沃 /O 药)、阿特珠单抗(T 药)和依匹木单抗。国产的免疫药物主要有卡瑞利珠单抗(艾瑞卡)、特瑞普利单抗(拓益)、信迪利单抗等。

▮▶ 软组织肿瘤应用靶向药物治疗的时机是什么?

靶向药物既可用于软组织肿瘤手术前后的辅助治疗,也可用于没有手术机会的晚期肿瘤患者;既可单药应用,也可与化学治疗、放射治疗等联合应用;对于化学治疗不敏感的患者,也可以首选靶向治疗。

▮▶ 软组织肿瘤可以只做靶向治疗、不做放化疗吗?

可以。临床上有一部分患者无法耐受放化疗的不良反应,只采用了靶向药物治疗。但我们还是建议综合考虑肿瘤分期、基因突变情况、治疗意愿和耐受性，量体裁衣式地制订个体化的治疗方案。靶向治疗虽然有非常好的效果，但将靶向药物与放化疗组合使用往往能更好地治疗肿瘤。

▶ 靶向治疗软组织肿瘤可以替代手术或者放化疗吗？

目前还不可以。手术仍是目前治疗软组织肿瘤的最佳方法，放化疗也是软组织肿瘤非常重要的治疗手段。靶向药物虽然疗效好、副作用小，但临床上单靠一种或几种靶向药物并不能以寡敌众达到治愈肿瘤的目的。另外，肿瘤细胞非常狡猾，可通过产生新的基因突变等方式获得药物抵抗性，这时，原来的靶向药就失效了，需要及时换药或者更换其他治疗方法以达到控制肿瘤的目的。

▶ 软组织肿瘤患者在靶向治疗前有必要做基因检测吗？

有必要。所谓靶向治疗，就是根据特定基因突变靶点选择特定的靶向药物，如同打靶一样，通过基因检测明确有没有药物攻击的突变靶点，如果有，靶向药物就有的放矢、效果肯定；如果没有，靶向药物几乎就是无效的。因此，我们一般建议在靶向治疗前做基因检测，这有助于指导临床科学合理地用药。但如果实在无法做基因检测，也可以考虑盲吃靶向药物，通过疗效来判定，但不常规推荐"盲吃"。

▶ 软组织肿瘤患者在靶向治疗前必须做基因检测吗？

软组织肿瘤患者在接受靶向治疗前做基因检测是必要的，但不是必需的。目前有一些抗血管生成的靶向药物，比如恩度、贝伐珠单抗，用药前不要求做基因检测。还有一些多靶点的靶向药物，比如阿帕替尼、安罗替尼，由于靶点较多，使用前也无须做基因检测。但一般来讲，无须做靶点检测的药物大多是针对肿瘤生长的"微环境"和抗肿瘤血管生成，总体效果要差于靶点检测类药物。

▮▶ 软组织肿瘤的靶向治疗一般用药多久？

靶向治疗时间现在没有明确的说法，只是根据不同的肿瘤类型、患者的病情、身体状况和经济状况来决定。靶向药物原则上可以一直使用，直到产生耐药，因为靶向药物有一个特点，是患者用一段时间必然会产生耐药，只要病情稳定、没有进展就可以一直使用。传统的化学治疗一般 4~6 个周期或者 6~8 个周期，只要病情控制，就可以停药观察，但靶向药物不是，只要有效，就可以一直用下去，直到出现耐药。

▮▶ 靶向治疗软组织肿瘤的潜在靶点有哪些？

绝大多数软组织肉瘤亚型中都异常表达 VEGFR，其他靶点包括 PDGFR、PDGFRα/β、VEGF-D、VEGFR-1，2，3、FGFR、IGF-1R、XPO1、MET、ROS1、BRAF、c-kit、ALK、Bcr-Abl、c-Met、m-TOR、TRK 融合基因、CDK4/6、HDAC、PD-L1 等。

▮▶ EGFR 是软组织肉瘤靶向治疗的有效靶点吗？

不是。EGFR 酪氨酸激酶抑制剂——吉非替尼（易瑞沙）治疗滑膜肉瘤和厄洛替尼（特罗凯）治疗恶性外周神经鞘膜瘤有效率极低；EGFR 单抗——西妥昔单抗（爱必妥）治疗 22 例 EGFR 表达阳性的软组织肉瘤患者，无有效病例。这些数据提示，EGFR 并非治疗软组织肉瘤理想的靶点。

▮▶ 目前已获得批准的软组织肿瘤靶向药物有哪些？

伊马替尼、瑞戈非尼、舒尼替尼、依维莫司获批治疗胃肠道间质瘤。伊马替尼获批治疗色素沉着绒毛结节性滑膜炎/腱鞘滑膜性巨细胞瘤。帕唑帕尼获批治疗成人晚期软组织肉瘤。雷帕霉素获批治疗血管周上皮样细胞肿瘤/复发性血管肌脂肪瘤/淋巴管平滑肌瘤。拉罗替尼获批治疗携带 NTRK 融合基因的局部晚期或转移性软组织肉瘤。奥拉单抗获批联合多柔比星治疗不适合根治性放射治疗或手术，但适合蒽环类治疗的成人晚期软组织肉瘤。此外,还有很多靶向药物正在临床试验当中,效果显著的也终将获得批准,最终造福于广大患者。

▉▶ 暂未获批本癌种但己有临床指南推荐的软组织肿瘤靶向药物有哪些?

临床实践指南(NCCN/CSCO/ASCO/FDA)推荐达沙替尼、索拉菲尼、尼洛替尼、培唑帕尼治疗胃肠道间质瘤;推荐伊马替尼、索拉菲尼治疗硬纤维瘤;推荐索拉菲尼、舒尼替尼、贝伐珠单抗治疗血管肉瘤;推荐贝伐珠单抗、索拉菲尼、舒尼替尼、培唑帕尼治疗孤立性纤维瘤/血管外皮细胞瘤;推荐舒尼替尼、培唑帕尼、帕博利珠单抗治疗腺泡状软组织肉瘤;推荐克唑替尼、塞瑞替尼治疗 ALK 易位的炎性肌成纤维细胞瘤;推荐帕博利珠单抗治疗未分化多行性细胞肉瘤;推荐哌柏西利治疗腹膜后高分化/去分化脂肪肉瘤;推荐依维莫司、坦西莫司治疗血管周上皮样细胞肿瘤、复发性血管肌脂肪瘤、淋巴管平滑肌瘤。另外,国产的两种抗血管生成靶向药物对软组织肿瘤也显示出较好的疗效。阿帕替尼对滑膜肉瘤、未分化多形性肉瘤、骨肉瘤、腺泡状软组织肉瘤、纤维肉瘤、血管肉瘤、横纹肌肉瘤治疗有效;安罗替尼对腺泡状软组织肉瘤、滑膜肉瘤、平滑肌肉瘤治疗效果佳。

▉▶ 软组织肿瘤患者在靶向治疗期间出现皮疹是好现象还是坏现象?

很多患者在用靶向药物期间都会出现皮疹,不用太担心,及早进行防护很重要。临床研究也已证实,皮疹的出现可能是靶向药物治疗临床获益的标志,皮疹越严重,可能提示疗效越好。然而,不能盲目认为无皮疹出现就意味着治疗绝对无效。

▶ 在靶向治疗期间软组织肿瘤增大或发生转移了怎么办？

先不要着急,临床上还有很多办法可以选择。①再次活检。明确肿瘤产生了何种新的突变,从而选择新的治疗方案。②靶向换代。第一代靶向药物耐药后,可以用第二代,以此类推,但一定要注意,使用任何靶向药物之前需要做相应的基因检测。③化学治疗替代。靶向治疗耐药后进行化学治疗,以退为进,往往也是有效的。④联合化学治疗。在靶向药物还没有发生耐药之前,联合化学治疗治疗有助于延缓耐药的发生,使靶向治疗效果更持久。⑤免疫治疗。当靶向治疗出现耐药后,免疫治疗或可"救场"。

▶ 软组织肿瘤的靶向治疗有哪些新进展和适应证？

2019NCCN 指南推荐,对于晚期、非特异非脂肪肉瘤的肉瘤可应用瑞戈非尼, 对于腺泡状软组织肉瘤和血管外皮细胞的软组织肉瘤可考虑培唑帕尼;2019ASCO 报道, 帕博利珠单抗对多形性未分化肉瘤和去分化脂肪肉瘤疗效较好;2019CSCO 指南推荐,安罗替尼、帕博利珠单抗用于腺泡状软组织肉瘤的一线治疗和二线治疗;另有研究显示,阿昔替尼联合帕博利珠单抗在腺泡状软组织肉瘤中的客观缓解率高达 54.5%;对 TSC2 突变的恶性血管周上皮样细胞肿瘤,白蛋白结合型雷帕霉素的客观缓解率达 100%; 不适合手术治疗的转移性 / 局部晚期上皮样肉瘤患者可从 Tazemetostat 靶向药物治疗中获益;瑞戈非尼在晚期血管肉瘤中的疗效获得初步验证且耐受性良好; 纳武单抗联合依匹单抗可提高软组织肉瘤免疫治疗的应答率;新型癌症疫苗 CMB305 可以延长滑膜肉瘤患者的生存期。

儿童肿瘤的靶向治疗 ✎

▪▶ 儿童肿瘤和成人肿瘤有什么不同？

儿童恶性肿瘤通常是指 0～14 岁儿童所患的恶性肿瘤，在儿童死亡的主要原因中排第二位，仅次于意外事故。WHO 统计的儿童恶性肿瘤全球发病率约为 8.8/10 万；调查显示，我国的发病率约为 8.7/10 万。近 5 年，我国儿童恶性肿瘤发病率每年以 2.8% 的速度增加，每年新增恶性肿瘤儿童 30 000～40 000 例。与成人恶性肿瘤相比，儿童恶性肿瘤在各方面都有很大的差异。我们必须记住，"儿童肿瘤不是小一号的成人肿瘤"。

（1）肿瘤来源不同。儿童肿瘤多数是由不成熟的细胞发育而来的，如果发生在造血系统中，则是常见的血液系统肿瘤，如白血病、淋巴瘤等；如果发生在中枢和交感神经系统及间叶组织，从这些部位的不成熟细胞发育而来，就是所谓的"母细胞瘤"。包括来源于大脑和脊髓的中枢神经系统肿瘤和神经母细胞瘤（7.9%），长在肾上的肾母细胞瘤，长在眼睛里的视网膜母细胞瘤等"母细胞瘤"；此外，比较常见的类型还有软组织肿瘤、生殖细胞瘤和骨肉瘤。相比之下，成人恶性肿瘤则由已成熟细胞转变，常见的肺癌、肝癌、乳腺癌、胃肠道癌、宫颈癌等。

（2）致病因素不同。儿童肿瘤的发病原因仍未明确，主要认为与遗传因素、围孕期环境因素等先天因素及后天环境因素有关。5 岁以前形成的肿瘤往往与胚胎发育过程基因突变有关，5 岁以后形成的肿瘤往往与多因素相关。电离辐射有致白血病的风险。母亲孕期接受 X 线检查，儿童出生后患肿瘤的危险明显升高。放射治疗可致放射野出现第二肿瘤的风险升高。接触氯化溶剂、苯、汽油等化学治疗物质与肿瘤形成相关。相比之下，成人肿瘤的发病因素多与后天因素有关，如不良嗜好（如烟草、酒精、槟榔等）、肥胖、炎症的慢性刺激、环境因素、精神因素等。

（3）预后不同。儿童肿瘤由不成熟的胚胎组织发展而来，潜伏期短，生长迅速，侵袭性强，但对放化疗很敏感，手术切除率高；儿童心理发育不成熟，对肿瘤的认识度不高，没有过多的心理负担；儿童正处在生长发育期，治疗后身体恢复较快。因此，儿童的总体治疗效果很好，及早治疗，治愈率更高。

相比之下，成人恶性肿瘤潜伏期相对较长，生长较缓慢，对放化疗的敏感性没有儿童肿瘤高，易复发和转移，易受心理、经济等影响，总体治疗效果欠佳。

▌▶ 最常见的儿童肿瘤有哪些？

儿童肿瘤主要包括造血系统、中枢和交感神经系统及间叶组织肿瘤。如果发生在造血系统中，最常见的有白血病（31%）和淋巴瘤（9.5%）；如果发生在中枢和交感神经系统及间叶组织，从这些部位的不成熟细胞发育而来，就是所谓的"母细胞瘤"，包括中枢神经系统肿瘤（22%）、神经母细胞瘤（7.9%）、肾母细胞瘤（6%）、视网膜母细胞瘤（3.2%）等"母细胞瘤"；此外，比较常见的类型还有软组织肿瘤（7.1%）、生殖细胞瘤（3.5%）和骨肉瘤（2.6%）。

▌▶ 儿童肿瘤的治疗手段有哪些特点？

整体而言，儿童肿瘤的治疗效果比成人好，生存率高，而且治好后并不影响生长发育和性成熟。主要原因是儿童肿瘤没有经过那么长时间的演化，同质性比较好，也就是说，具体的肿瘤细胞之间长得很像，一旦对某种治疗方法比较敏感，比如某种化学治疗方案，往往肿瘤细胞都会被杀灭得比较干净，不会有冥顽不化的"顽固分子"，也不会有狡猾透顶的"漏网之鱼"。相比之下，成人肿瘤的异质性比较强，也就是说，肿瘤细胞与肿瘤细胞不相同的可能性比较大。可能这一群肿瘤细胞被化学治疗干掉了，另外一群却纹丝不动。

另外,儿童的恢复能力比较强,如果按照体重计算的话,剂量是高于成人的,这也是儿童肿瘤治疗效果比较好的原因。

常见的治疗手段还是手术、化学治疗和放射治疗,需要根据具体肿瘤的类型、分期、患儿年龄等多种因素考虑。以神经母细胞瘤为例,按照疾病严重程度分为Ⅰ、Ⅱ、Ⅲ、Ⅳ期。Ⅰ期以手术为主;Ⅱ期在手术的基础上加化学治疗;Ⅲ期在术后要进行放化疗,也可以考虑术前化学治疗以缩小肿瘤后再手术;Ⅳ期要术前化学治疗+手术+术后放化疗。但对于年龄在6个月之内的患儿,由于预后较好,虽然是Ⅳ期,但会下标一个"s",称为Ⅳs期,对于这一部分患儿,处理方法类似于Ⅱ期,即手术+术后化学治疗。

▎▶ 除了手术、化学治疗和放射治疗外,儿童肿瘤有哪些有效治疗手段?

实事求是地说,对于儿童肿瘤而言,手术、化学治疗和放射治疗这3种传统模式依旧是控制肿瘤的三大利器。分子靶向治疗是近年来比较新的治疗手段,如果有治疗靶点的话,药物的针对性强、有效率高、不良反应低。但顾名思义,分子靶向药物需要在患者的基因上有相对应的"靶点",才能有的放矢、一击即中。关于分子靶向药物靶标基因的检测和相关药物的治疗,在成人肿瘤中已经十分普遍,在肺癌、结直肠癌、乳腺癌等多个癌肿上都取得了令人瞩目的成绩。美国已有超过150种靶向药物用于成人癌症患者的治疗。但是在儿童肿瘤上,相关检测仍不充分,只有少数靶向治疗获批用于儿童肿瘤。

但是事实上,分子靶向治疗在儿童肿瘤中十分具有发展前景。2019年美国临床肿瘤学会公布了一项MATCH研究,对390例儿童患者的肿瘤样本进行超过160个基因的DNA和RNA测序,肿瘤类型包括淋巴瘤、脑肿瘤在内的多个实体瘤,结果发现,24%的患者基因测序符合条件,可以接受研究预设的10种靶向药物治疗方案之一,10%的患者已经在MATCH中开始接受靶向治疗。此外,一种特定的TRK融合基因突变所对应的靶向药物已获批跨癌种、跨年龄段的靶向治疗，其中包括婴儿型纤维肉瘤在内的儿童罕见肿瘤。由此可见，随着时间的推移，医学的进步，靶向治疗将会在儿童肿瘤治疗上结出累累硕果。

▶ 儿童肿瘤的治疗效果如何？

如前所述，儿童恶性肿瘤主要分为白血病和实体瘤两大类。以 18 岁为年龄划分，儿童的恶性肿瘤叫作母细胞瘤，比如常见的髓母细胞瘤、神经母细胞瘤、肾母细胞瘤和肝母细胞瘤。儿童肿瘤的致病因素多为先天性，比较多的是胚胎性的肿瘤，一些基因突变由父母遗传或者在胚胎发育过程中自发产生，最后逐步衍化形成肿瘤。

儿童肿瘤整体的治愈生存率可以达到 80%。从总体的治疗效果来看，绝大部分的儿童肿瘤治疗效果比成人癌症好，这与成年人的癌症是一个非常大的不同。一方面是由于儿童肿瘤相较于成人肿瘤，如淋巴瘤、各种母细胞瘤对于放化疗敏感；另一方面，部分儿童肿瘤具有自限性，但是仅为 3%～5%。发生在儿童尤其是婴儿期的肿瘤，不论是良性抑或恶性，都有自行消退的可能性。如毛细血管瘤大部分可自行消退，婴儿期的神经母细胞瘤部分也可自行消退。

▶ 儿童肿瘤有相应的分子标志物检测吗？

肿瘤标志物（TM）是肿瘤细胞在癌变过程中，由于癌基因的表达而生成的抗原和其他生物活性特质。TM 可以在肿瘤患者的体液及排泄物中检出，它在正常组织或良性疾病中不产生或产生极微，现已发现的肿瘤标志物有肿瘤特异性及相关抗原、激素、受体、酶和同工酶、癌基因及其产物等 40 多种。儿童肿瘤中的分子标志物基本与成人检测相同，但是少部分针对儿童特定的分子标志物如甲胎蛋白，不仅仅是肝细胞癌，在胚胎性肿瘤和生殖细胞肿瘤中均可高表达。常用的肿瘤标志物见表 1。

表1　儿科常用肿瘤标志物

肿瘤标志物	诊断意义	正常参考值
血清甲胎蛋白(AFP)	肝母细胞瘤、肝细胞癌、生殖细胞瘤、恶性畸胎瘤、胚胎性癌、胰母细胞瘤	< 20ng/mL(RIA法)
血清癌胚抗原(CEA)	结肠癌、胃癌、胞瘤、肝母细胞瘤、肝细胞癌、生殖细胞瘤、肺母细胞瘤、胰腺癌	< 15ng/mL(RIA法)
血清β-人绒毛膜促性腺激素(β-HCG)	绒毛膜癌、生殖细胞瘤、畸胎瘤、肝母细胞瘤	< 5ng/mL
血清神经元特异性烯醇化酶(NSE)	神经母细胞瘤、原始神经外胚层肿瘤、髓母细胞瘤、小细胞肺癌、精原细胞瘤	< 15ng/mL(IRMA法)
尿儿茶酚胺(VMA)	神经母细胞瘤、嗜铬细胞瘤	尿VMA含量:4.75~13.1mg/24h
β₂微球蛋白(β₂-MG)	淋巴瘤、胃癌、肝癌、骨髓瘤、结直肠癌等	< 2.5mg/L(RIA法)
血清降钙素(CT)	甲状腺髓样癌	45~145ng/L(RIA法)
甲状腺球蛋白(TG)	甲状腺癌分化型	8~25ng/mL(RIA法)
血管活性肠肽酶(VIP)	神经母细胞瘤、血管活性肠肽瘤	< 75pg/mL
血清肾素	肾母细胞瘤	D.O.M
血清红细胞生成素	肾母细胞素、肾上腺皮质癌、肾癌、肝细胞瘤、嗜铬细胞瘤	15~30U/L
血清乳酸脱氢酶(LDH)	急性白血病、非霍奇金淋巴瘤、神经母细胞瘤、尤文肉瘤、骨肉瘤、生殖细胞瘤	297~537U/L,取决于实验室
糖类抗原(CA50)	胰腺癌、胆囊癌、肝癌、卵巢癌、宫颈癌、淋巴瘤	< 20U/mL(IRMA法)
糖类抗原(CA125)	卵巢癌、畸胎瘤	< 35U/mL(IRMA法)
糖类抗原(CA19-9)	消化道腺癌如胰腺癌、胆管癌	< 37U/mL(IRMA法)
血清铁蛋白	神经母细胞瘤、霍奇金病、肝细胞癌、生殖细胞瘤	12~113g/L(6月~15岁)(RIA)
尿中Bence-Jones蛋白	B细胞淋巴瘤、浆细胞瘤	

（Manual of pediatrichematology and oncology.P777）

RIA,放射免疫分析;IRMA,非竞争性RIA,又称免疫放射量度分析。注:D.O.M依据不同的测定方法。

▶ 二代测序对于儿童肿瘤靶向治疗的指导意义是什么?

二代测序是目前较为成熟的新一代测序方法, 能一次测出很多序列, 从而促进了全基因组、全基因组外显子测序和靶基因深度测序的快速发展, 也就是说, 测序的信息可以更加全面, 这样有助于发现儿童肿瘤患者中潜在的靶向药物治疗的靶标基因, 从而为患儿提供更加全面的靶向治疗的信息。比如在神经母细胞瘤中, 二代测序已经应用于寻找潜在致病的靶标基因, 并提供相应的干预措施。

▶ 目前针对儿童肿瘤的分子靶向药物包括哪些?

常见儿童肿瘤可分为实体肿瘤和非实体肿瘤(血液系统肿瘤)。其中非实体肿瘤的靶向药物进展与成人相仿,研究较为成熟,多数已用于临床或已有较好临床研究数据被写入相应的治疗指南。包括用于急性淋巴细胞白血病(ALL)和 B 细胞淋巴瘤的抗 CD20 单克隆抗体利妥昔单抗;用于急性髓系白血病(AML)的抗 CD33 单克隆抗体吉妥单抗(GO);用于急性淋巴细胞白血病(ALL)抗 CD19、CD3 双特异性单克隆抗体博纳吐单抗;用于慢性髓系白血病(CML)针对 Bcr/Abl 融合基因的靶向治疗药物酪氨酸激酶抑制剂, 包括伊马替尼、尼洛替尼、达沙替尼等;用于早幼粒细胞白血病 / 维 A 酸受体 α(PML/RARα)融合基因的靶向治疗药物全反式维 A 酸(ATRA)、亚砷酸(ATO)。其他包括用于 FLT3/ITD 融合基因的靶向治疗药物索拉菲尼治疗 FLT3 突变的儿童 AML 还处于临床研究中。

实体肿瘤的靶向药物目前进展不多,均参照成人所使用的分子靶向药物,大部分仍处于研发和临床试验阶段,包括:神经母细胞瘤针对 ALK 基因的克唑替尼;针对 MYCN 基因的 alisertib;针对 PI3K/AKT/mTOR 信号轴的 perifosine;针对 MAPK/ERK 激酶的 Trametinib 作为单一治疗或与 Dabrafenib 联用等;骨肉瘤针对 IGF-R 的单克隆抗体 Cixutumumab;髓母细胞瘤针对 SonicHedgehog 通路的 SMO 抑制剂（GDC-0449/Vismodegib，LDE225/Erismodegib，IPI-926/Saridegib，MK-4101）、GLI 抑制剂（GANT58，GANT61）等。目前，仅有口服 TRK 抑制剂 Vitrakvi（Larotrectinib）被 FDA 批准用于治疗具有神经营养酪氨酸激酶（NTRK）基因融合的成人及儿童的局部晚期或转移性实体瘤。

▮▶ 儿童肿瘤分子靶向药物治疗的剂量和方法与成人肿瘤一样吗？

不同于肿瘤的化学治疗采用体表面积来计算相应的给药剂量，分子靶向治疗从成人使用阶段大多给予的是一个固定剂量，在儿童肿瘤中是否也按照成人的方法给予，目前尚无定论。

美国儿童肿瘤研究组（COG）在 2012 年 6 月美国临床肿瘤学会（ASCO）年会上报道了克唑替尼在 ALK 基因突变的儿童肿瘤 I 期临床试验，该研究旨在评估克唑替尼在儿童难治性实体肿瘤和间变大细胞瘤的疗效和安全性，结果显示，克唑替尼对 ALK 基因异位、突变或扩增儿童肿瘤患者有抗肿瘤疗效，而且毒性低，特别是对于 ALK 基因重组的间变大细胞淋巴瘤疗效极好。研究入组证实，有 ALK 融合蛋白、ALK 基因突变或扩增的儿童肿瘤患者，给予口服克唑替尼，每天 2 次，28 天为 1 个疗程，分 6 个剂量级进行评估（每天 100、130、165、215、280、365mg/m^2）。同时进行药代动力学研究。基于此 I 期临床研究，II 期临床研究的推荐剂量为每天 280mg/m^2，此剂量约是成人 II 期临床试验推荐剂量的 2 倍。因此，儿童肿瘤中分子靶向药物的给药剂量和方法完全不同于成人，需要基于 I ~ II 期临床试验的药理学和不良反应综合观察，才能给出一个安全且合适的剂量。

▮▶ 神经母细胞瘤的靶向治疗疗效如何？

神经母细胞瘤的治疗主要是手术、化学治疗和放射治疗。目前分子靶向治疗在神经母细胞瘤的治疗中处于探索阶段，如：针对 ALK 基因的克唑替尼,针对 MYCN 基因的 alisertib,针对 PI3K/AKT/mTOR 信号轴的 perifosine,针对 MAPK/ERK 激酶的 Trametinib 作为单一治疗或与 Dabrafenib 联用等,目前均有早期或小样本的临床数据证实其疗效。临床实践中可以考虑在常规治疗效果不佳时开展基因检测,如果有相应靶点,在药物可获得的情况下可考虑使用。

▶▶ 以 GD2 为靶点的 Dinutuximab 对神经母细胞瘤有效吗?

在神经母细胞瘤的免疫治疗中,以 GD2 为靶点的 Dinutuximab 已被 FDA 批准用于高危型神经母细胞瘤的一线治疗。神经母细胞瘤细胞是儿童身体的一部分,免疫治疗不会攻击它。但在治疗过程中,单克隆抗体和与神经母细胞瘤中名为 GD2 的神经节苷脂结合,使儿童自身免疫系统对其产生攻击,从而达到杀灭肿瘤细胞的目的。目前国内尚未批准这项技术。靶向 GD2 的 CAR-T 细胞治疗神经母细胞瘤具有良好的反应性,目前也有文献支持。

▶▶ 靶向放射治疗在神经母细胞瘤中的治疗价值如何?

放射治疗可以与靶向治疗联合起来形成靶向放射治疗。^{131}I-MIBG 是一种含有放射性碘的水样溶液,医生通过静脉给药的方式让药物借助血液抵达全身。该药包含 ^{131}I 和 MIBG(间碘苄胍),神经母细胞瘤可以大量选择性地摄取 MIBG,从而让连接其上的 ^{131}I 在神经母细胞瘤病灶区集聚,靶向递送放射性物质,形成低剂量率、持续的内辐射作用。

▶▶ 儿童软组织肉瘤可以使用抗血管治疗的靶向药物吗?

软组织肉瘤在儿童中发病比例较高,成人软组织肉瘤约占全部恶性肿瘤的不到 1%,但在 0～18 岁儿童和青少年中,软组织肉瘤占到这一年龄段全部恶性肿瘤的 7%。针对成人软组织肉瘤的抗血管靶向治疗药物,如帕唑帕尼、舒尼替尼、索拉非尼等,由于在以往临床试验中均排除了 18 岁以下的受试者，所以目前尚无儿童软组织肉瘤疗效和安全性的大宗报告。目前仅见于单中心的回顾性研究和个案报告，如帕唑帕尼治疗硬纤维瘤病等软组织肉瘤，显示出一定的疗效和应用前景。因此，儿童软组织肉瘤在常规治疗失败后，需要在有经验的肿瘤专家指导下，方可尝试抗血管治疗等靶向药物。

▌▶ 美罗华(利妥昔单抗)可以用于治疗儿童淋巴瘤吗？

美罗华又名利妥昔单抗，是一种人/鼠嵌合型抗 CD20 的单克隆抗体。该嵌合抗体可识别 CD20 阳性的正常 B 淋巴细胞和淋巴瘤细胞，并致细胞迅速消亡，于 1997 年成为全球首个被 FDA 批准用于临床的单克隆抗体。在儿童淋巴瘤各亚型中，所有的伯基特淋巴瘤、伯基特样淋巴瘤和 98% 的弥漫大 B 细胞淋巴瘤均表达 CD20。欧洲现代儿童肿瘤协作组已将美罗华定为 B 细胞淋巴瘤（包括伯基特淋巴瘤）的一线治疗用药，但目前尚无大样本的群组研究。尽管美罗华在血液肿瘤患儿的治疗上缺少大样本研究，但美罗华对高级别 B 细胞淋巴瘤和 B 细胞急性淋巴细胞白血病(ALL)的有效性是可以确定的。儿童淋巴瘤的研究也已证明了美罗华联合传统 CHOP 化学治疗方案的有效性和安全性，但单克隆抗体的最佳剂量和传统方案中细胞毒性药物减量多少的问题，仍待在今后的临床试验中进一步研究。

▌▶ 免疫治疗如 PD-1 抑制剂等药物可用于儿童肿瘤吗？

目前，PD-1 抑制剂在儿童人群(＜18 岁)中的安全性和有效性尚不明确，但是某些儿童肿瘤已通过 FDA 审批，如当前获得适应证最多的 PD-1 抑制剂帕博利珠单抗，可用于治疗难治性儿童原发性纵隔大 B 细胞淋巴瘤(PMBCL)、儿童难治性经典霍奇金淋巴瘤、局部晚期或转移性 Merkel 细胞癌的儿童患者；同时可治疗带有 MSI-H 或 dMMR 的实体瘤患者(推荐剂量：成人 200mg Q3W，儿童 2mg/kg Q3W)。

防癌抗癌新媒体科普平台

一、网站

1.中国抗癌协会：

   http://www.caca.org.cn/

2.中国抗癌协会肿瘤防治科普平台：

   https://www.cacakp.com/

3.中国抗癌协会神经肿瘤专业委员会：

   http://www.csno.cn/

4.甲状腺肿瘤网：

   http://www.thyroidcancer.cn/

5.中国抗癌协会肿瘤标志专业委员会：

   http://tbm.cacakp.com/

6.中国肿瘤营养网(中国抗癌协会肿瘤营养专业委员会)：

   http://cancernutrition.cn/ainst-1.0/

7.中国抗癌协会肿瘤心理学专业委员会：

   http://www.hnca.org.cn/cpos/

二、新媒体平台

1.中国抗癌协会官方 APP

2.中国抗癌协会科普平台(微信公众号)

3.中国抗癌协会科普平台(今日头条)

4.中国抗癌协会科普平台(微博)

5.中国抗癌协会科普平台(学习强国)

6.中国抗癌协会科普平台(人民日报)

7.中国抗癌协会科普平台(网易新闻)

8.中国抗癌协会科普平台(新华网客户端)

9.中国抗癌协会肿瘤防治科普平台

10.中国抗癌协会科普平台(人民日报健康客户端)

11.CACA 肿瘤用药科普平台

12.CACA 早筛科普平台

与医生一起
做家庭健康卫士

我们为阅读本书的你，提供以下专属服务

用药指南
随时查询药品说明书
及注意事项

交流社群
寻找一起阅读的
朋友

读书笔记
边读边记，好记性
不如烂笔头

在线复诊
在家中与医生对话，
进行在线复诊

扫码获取健康宝典